サッとわかる！
犬と猫の尿・糞便検査

獣医師・愛玩動物看護師のための実践ガイド

監修 米澤智洋

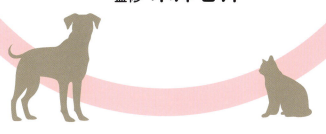

緑書房

〈ご注意〉

本書中の臨床手技，診断法，治療法，薬用量については，最新の獣医学的知見をもとに，細心の注意をもって記載されています。しかし獣医学の著しい進歩からみて，記載された内容がすべての点において完全であると保証するものではありません。実際の症例へ応用する場合は，使用する機器，検査センターの基準値に注意し，動物の状態や検査結果にあわせて，各獣医師の責任の下，注意深く診療を行ってください。本書記載の内容による不測の事故に対して，監修者，著者，編集者ならびに出版社は，その責を負いかねます。

(株式会社緑書房)

序文

　小動物臨床の現場では，来院してきた具合の悪い犬や猫を何らかの病気であると診断し，治療に当たらなければならない。適切な治療を行うには，正確に診断をつける必要がある。そして正確な診断をするためには，正確な検査が必要であることは言うまでもない。

　本書で取り上げる犬・猫の尿検査・糞便検査は，動物病院でスクリーニング時に用いられる一般的な検査手法の１つである。尿検査も糞便検査も，それぞれ泌尿器疾患，消化器疾患だけにとどまらず，内分泌・代謝性疾患，感染症，自己免疫疾患，中毒など，様々な疾患の存在を評価することができる。尿や糞便の採取は人医療にくらべればやや手間がかかるものの，基本的には低侵襲性で，動物に大きな負担をかけることなく実施が可能である。さらにルーチン検査として一般性状検査や顕微鏡的検査を行うだけであれば，設備費もランニングコストもさほどかからない。こうした多くの利点から，尿検査・糞便検査は，どこの動物病院でも日常的に行われている。

　ただ，その一方で，日常的な検査であるからこそ，高い精度を保ち続けることが難しい検査系でもある。採材手技によっては結果に大きな誤差が生じたり，ちょっとした検査手技の違いが測定エラーにつながったりと，尿検査・糞便検査には簡便そうな印象に反して実にたくさんの「ピットフォール」（落とし穴）がある。さらに恐ろしいことに，院内スタッフのみで完結する検査項目が多いため，品質管理を怠ると自身の動物病院の検査精度が落ちていることに気付けない可能性がある。しかし，こうしたピットフォールは，ちょっとした知識の習得と日々の心配りで十分に回避できる。

　本書は月刊CAPの2021年11月号および2022年11月号の特集記事「徹底攻略！ 尿検査」，「完全攻略！ 糞便検査」をもとに作成され，採尿・採便方法，サンプルの取り扱い，各種検査法の機序，実施法，注意点，最新の知見について，腎泌尿器病，消化器病，臨床病理学などの専門家に解説していただいた。雑誌掲載時の内容に大幅な加筆・修正を施していただき，特に検査手技は獣医師のみならず，愛玩動物看護師・動物病院スタッフなどの実務者の目線からも見やすく分かりやすいように図解した。また，各検査項目の「評価と対応」では，ほとんどの項目を１〜２ページでまとめ，必要なときに必要な箇所をすぐに確認できるよう，工夫して編集した。さらに，「注意点」には見落としがちな知識が詳しく書かれている。ぜひ動物病院の検査室の片隅などに置いて，検査手法の見直しや，品質管理，ピットフォールの確認などに日常的に役立てていただきたい。本書が尿検査・糞便検査を実施する獣医師や愛玩動物看護師の皆様の日々の診療の助けになれば幸いである。

　最後に，診療，研究，教育で多忙をきわめる中，執筆をお引き受けいただいた執筆者の皆様に御礼申し上げる。また，本書の構想，編集，発刊にあたって，長きにわたって励まし，尽力くださった緑書房の白土夏穂氏，道下明日香氏に心から感謝する。

2024年初冬

米澤智洋

監修者・執筆者一覧

監修者

米澤智洋 YONEZAWA Tomohiro
東京大学大学院農学生命科学研究科 獣医臨床病理学研究室

執筆者

小笠原　解 OGASAWARA Kai ………… Part 2 Chapter 4「抗原検査」,「分子生物学的検査」
アニマルクリニックかずね

木村祐哉 KIMURA Yuya ………………… Part 1 Chapter 4「薬剤感受性試験」,
ヤマザキ動物看護大学動物看護学部　　　 Part 2 Chapter 4「抗原検査」,「分子生物学的検査」
動物看護学科 動物外科看護学研究室

酒居幸生 SAKAI Kosei ……… Part 2 Chapter 3, Chapter 4「顕微鏡的検査─総論」～「腫瘍細胞」
北里大学獣医学部獣医学科 小動物第1内科学研究室

阪本恵美 SAKAMOTO Megumi … Part 2 Chapter 1, Chapter 2, Chapter 4「肉眼所見─総論」～
東京大学大学院農学生命科学研究科　　　「潜血反応」,「α_1プロテアーゼインヒビター」
附属動物医療センター

下川孝子 SHIMOKAWA Takako ……………………………………… Part 1 Chapter 1, Chapter 2
岡山理科大学獣医学部獣医学科 医獣連携獣医分野 臨床病理学講座

根尾櫻子 NEO Sakurako ………………… Part 1 Chapter 3「尿沈渣検査」,「グラム染色」,
麻布大学獣医学部獣医学科 臨床診断学研究室　　　 Chapter 4「尿沈渣検査─総論」～「寄生虫」

米澤智洋 YONEZAWA Tomohiro … Part 1 Chapter 3「総論」～「尿比重検査」,「保存・処理方法」,
上掲　　　　　　　　　　　　　　　　 Chapter 4「肉眼所見─総論」～「亜硝酸塩」,
　　　　　　　　　　　　　　　　　　「UPC・UAC」～「その他の尿検査項目」

（50音順，所属は2024年11月現在）

目次

序文 ·· 3
監修者・執筆者一覧 ·· 4
本書の使い方 ·· 9

◀ Part 1 ▶ 尿検査

Chapter 1　総論

- 尿検査とは ·· 14

Chapter 2　採尿方法

- 総論 ··· 18
- 自然排尿による採尿 ·· 18
- 圧迫排尿による採尿 ·· 20
- カテーテル採尿 ··· 21
- 膀胱穿刺による採尿 ·· 27

Chapter 3　サンプルの処理方法

- 総論 ··· 30
- 物理化学性状の検査 ·· 33
- 尿比重検査 ··· 36
- 尿沈渣検査 ··· 39
- グラム染色 ··· 43
- 保存・処理方法 ··· 44

Chapter 4　評価と対応

肉眼所見

- 総論 ··· 46
- 赤色尿 ·· 48
- ミオグロビン尿 ··· 50
- ビリルビン尿 ··· 52

尿比重

- 総論 ··· 54
- 低比重尿 ··· 56

- 高比重尿 ······ 57

尿試験紙

- 総論 ······ 58
- 酸性尿・アルカリ尿 ······ 60
- 尿糖 ······ 62
- ケトン尿 ······ 64
- 蛋白尿 ······ 66
- 潜血尿 ······ 68
- 白血球 ······ 71
- 亜硝酸塩 ······ 72

尿沈渣検査

- 総論 ······ 73
- 赤血球 ······ 75
- 脂肪滴 ······ 77
- 白血球 ······ 78
- 上皮細胞 ······ 81
- 精子 ······ 83
- 円柱 ······ 84
- 結晶 ······ 87
- リン酸アンモニウムマグネシウム(ストルバイト) ······ 88
- シュウ酸カルシウム結晶 ······ 89
- 尿酸アンモニウム結晶 ······ 90
- ビリルビン結晶 ······ 91
- リン酸カルシウム結晶 ······ 92
- 非晶性リン酸塩 ······ 93
- その他の結晶 ······ 94
- 細菌 ······ 95
- 真菌 ······ 97
- 寄生虫 ······ 98

- 薬剤感受性試験 ······ 99
- UPC・UAC ······ 100
- UCC ······ 103
- MN/CRE・NMN/CRE ······ 105
- *BRAF* 遺伝子変異検査 ······ 107
- その他の尿検査項目 ······ 109

Part 2 糞便検査

Chapter 1 総論

- 糞便検査とは ………………………………………………………………… 114
- 小腸性下痢と大腸性下痢 …………………………………………………… 116
- 食事・薬物性の変化 ………………………………………………………… 118

Chapter 2 採便方法

- 総論 …………………………………………………………………………… 122
- 自宅採便 ……………………………………………………………………… 123
- 用手採便 ……………………………………………………………………… 125
- 採便棒を用いた採便 ………………………………………………………… 126

Chapter 3 サンプルの処理方法

- 総論 …………………………………………………………………………… 128
- 直接法 ………………………………………………………………………… 129
  - ウェットマウント法 ……………………………………………………… 129
  - ドライマウント法 ………………………………………………………… 130
- 浮遊法 ………………………………………………………………………… 134
  - 簡易浮遊法 ………………………………………………………………… 134
  - 遠心浮遊法 ………………………………………………………………… 135
- 沈殿法 ………………………………………………………………………… 138
  - 簡易沈殿法 ………………………………………………………………… 138
  - 遠心沈殿法 ………………………………………………………………… 138

Chapter 4 評価と対応

肉眼所見

- 総論 …………………………………………………………………………… 142
- 糞便スコア …………………………………………………………………… 142
- 粘液便・水様性下痢 ………………………………………………………… 144
- 糞便の色調 …………………………………………………………………… 146
- 混入物 ………………………………………………………………………… 148
- 潜血反応 ……………………………………………………………………… 149

顕微鏡的検査

- 総論 …………………………………………………………………………… 150
- 原虫 …………………………………………………………………………… 154

ジアルジア ……………………………………………………… 154

トリコモナス …………………………………………………… 156

シストイソスポラ ……………………………………………… 157

その他の原虫 …………………………………………………… 158

○ 線虫 ……………………………………………………………… 159

回虫 ……………………………………………………………… 159

鞭虫 ……………………………………………………………… 159

鉤虫 ……………………………………………………………… 160

糞線虫 …………………………………………………………… 161

○ 条虫 ……………………………………………………………… 162

マンソン裂頭条虫 ……………………………………………… 162

瓜実条虫 ………………………………………………………… 163

テニア属条虫 …………………………………………………… 164

○ 吸虫 ……………………………………………………………… 165

壺形吸虫 ………………………………………………………… 165

○ 球菌と桿菌のバランス ………………………………………… 166

○ らせん菌 ………………………………………………………… 167

○ 芽胞形成菌 ……………………………………………………… 168

○ 真菌 ……………………………………………………………… 170

○ 脂肪滴 …………………………………………………………… 172

○ デンプン粒 ……………………………………………………… 173

○ 筋線維 …………………………………………………………… 175

○ 上皮細胞 ………………………………………………………… 176

○ 白血球 …………………………………………………………… 178

○ 赤血球 …………………………………………………………… 180

○ 腫瘍細胞 ………………………………………………………… 182

○ 抗原検査 ………………………………………………………… 183

○ 分子生物学的検査 ……………………………………………… 184

○ α_1 プロテアーゼインヒビター ………………………………… 186

索引 ……………………………………………………………… 188

本書の使い方

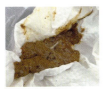

飼い主に確認すること

尿・糞便検査の適切な評価には飼い主からの情報も重要です。動物の飼育条件，排尿・排便時の様子，臨床徴候の有無などは診断・治療に欠かせません。また，飼い主が採取したサンプルを検査する場合は，採取時の条件や保存方法などが検査結果に影響を与えることもあります。特にその所見に遭遇したときに「飼い主に確認するべきこと」をピックアップしました。

鑑別疾患

尿・糞便検査である所見が得られた場合，その所見が生じる疾患・病態は1つとは限りません。臨床徴候や飼い主からの情報，その他の検査所見などとあわせて適切な診断をするために「鑑別疾患」を覚えておきましょう。

次に行うべき検査

尿・糞便検査で何かしらの疾患・病態を疑った場合，「次に行うべき検査」を参考に，精査を進めましょう。画像検査や血液検査などを行ったり，さらに院内で測定できない項目などは外注検査を行うこともあります。

注意点

サンプルの保存・処理の過程で起こりうる変化・人為的なミスや，サンプルを観察したり測定結果を評価する際のピットフォールなど，様々な「注意点」を学びましょう。

Part 1　尿検査

Chapter **1** ----------------------- 総論

Chapter **2** ------------------ 採尿方法

Chapter **3** ---- サンプルの処理方法

Chapter **4** -------------- 評価と対応

Chapter 1 総論

- 尿検査とは

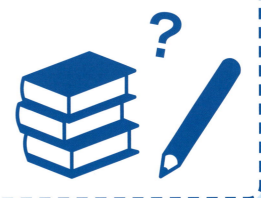

尿検査とは

●歴史（図 1-1）

- 尿検査は，歴史的に最も古くから行われてきた臨床検査である。
- 古代より尿は「単なる排泄物」ではなく，「健康状態を反映する鏡」であると信じられており，主要な診断ツールであった。
- 尿検査の元祖は，紀元前5～4世紀のギリシャの医師ヒポクラテスといわれているが，6,000年以上前，紀元前4,000年ごろのシュメールやバビロニアの医師も，尿を評価し，粘土板に記録していた。また，古代インドでは尿が甘い人がいること，その甘い尿にアリが群がることが認識されていた。
- 古代～中世に至るまでの尿検査は，「Uroscopy（人の五感を用いた尿の観察）」であり，尿の色調や性状を観察して病気を診断していた。
- 19世紀以降，解剖学や生化学の進歩，臓器の機能解明，顕微鏡の登場によって，より科学的な成分分析と病態との関連付けが可能となり，尿検査は「Uroscopy（尿の観察）」から「Urinalysis（尿の分析）」へと発展していった。
- 現代では，尿検査は生化学，免疫学，細菌学，病理学的手法などを用いることで新規バイオマーカーの開発や診断・治療効果の判定にも応用されている。

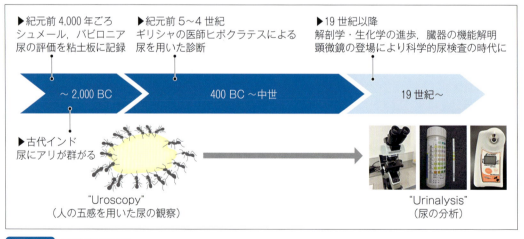

図 1-1　尿検査の歴史

●臨床的意義

- 尿検査は，腎泌尿器疾患，尿路感染症，代謝性疾患の検査として，また，血液検査や画像検査とともに全身的なスクリーニング検査として行われる（表1-1）。
- 尿検査の利点は，特別な検査機器や技術を必要とせず，低侵襲で簡便かつ経済的であり，繰り返し行うことができることである（表1-1）。

表1-1 尿検査の適応と利点

適応
○ 腎泌尿器疾患
○ 尿路感染症
○ 代謝性疾患
○ 全身的なスクリーニング検査の一部

利点
○ 低侵襲
○ 簡便
○ 繰り返し実施可能
○ 得られる情報量が多い

- 尿検査は，臨床上重要な多くの情報を提供してくれるが，尿検査で直接的に確定できる疾患は少ない。また，手軽に行えるがゆえに，その価値が軽視されやすい側面ももつ。
- 動物の健康状態を的確に把握するためには，尿のもつ情報を最大限に引き出し，それを臨床現場に活かす必要がある。そのためには，尿検査の適応を理解し，適切な方法で実施し，正しく解釈することが重要である。
- 一般的に行われる尿検査は，官能検査，尿試験紙検査，尿比重などの一般性状検査と，沈渣物の鏡検や細胞診である（図1-2）。
- 尿路感染症が疑われる場合には，細菌培養検査・薬剤感受性試験やグラム染色などの微生物学的検査も必要である。
- 慢性腎臓病や糸球体疾患においては，蛋白尿の評価やモニタリングも非常に重要である。

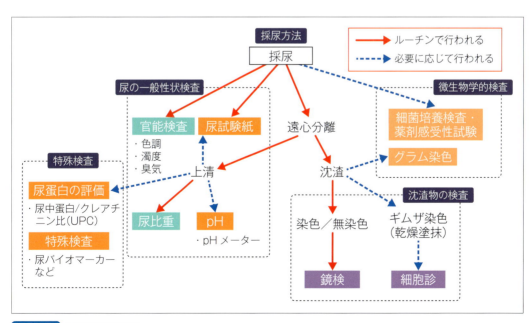

図1-2 尿検査の手順

Chapter 2 採尿方法

- 総論
- 自然排尿による採尿
- 圧迫排尿による採尿
- カテーテル採尿
- 膀胱穿刺による採尿

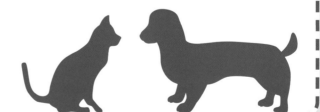

総論

●採尿方法の種類

○ 採尿方法は自然排尿による採尿，圧迫排尿による採尿，カテーテル採尿，膀胱穿刺による採尿に分けられる。

○ 採尿方法は尿検査の結果に影響を及ぼすだけでなく，やり方によっては医原性の尿路損傷や尿路感染を引き起こす可能性もある。

○ それぞれの採尿方法の長所・短所を踏まえた上で，検査の目的によって選択し，正しい方法で実施する必要がある（**表2-1**）。

表2-1 各採尿方法の特徴

＊：できる限り中間尿を用いる。

	一般性状検査（尿試験紙，尿比重）	尿沈渣	尿培養検査	安全性	忍容性	種差，性差
自然排尿＊（フリーキャッチ）	○	○	×	最も高い	高い	なし
圧迫排尿＊	○	○	×	膀胱損傷，膀胱尿管逆流のリスクあり	覚醒下の動物では推奨されない	猫の方が容易
カテーテル採尿	○	○	△ 無菌操作・定量培養が必要	医原性尿路感染・尿路損傷のリスクあり	○ 雄犬では忍容性が高い ○ 鎮静や麻酔が必要な場合がある	雌では難しい場合がある
膀胱穿刺	○	○	○	比較的高い	比較的高い	なし

自然排尿による採尿

●長所

○ 侵襲性がなく，簡便な採尿方法である。

○ 飼い主が自宅で実施でき，動物は普段どおりの排尿行動をとれるため，ストレスが少ない。

○ 医原性に赤血球が混入する可能性がないため，血尿の評価に優れる。

○ フリーキャッチによる採尿では，排尿のどのタイミングで血液が混入するかを観察することで，病変部位の推測が可能である（**表2-2**）。

表2-2 血尿のタイミングと出血部位

血尿の生じる タイミング	推測される出血部位
全期血尿	腎臓，尿管，膀胱
排尿初期	遠位尿道，外部生殖器
排尿後期	膀胱出口〜近位尿道，前立腺（雄）

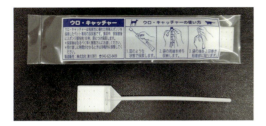

図 2-2 ウロ・キャッチャー
写真協力：(株)津川洋行

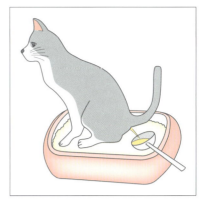

図 2-1 排尿時に尿を
フリーキャッチする方法
排尿のタイミングで採取容器を差し入れ，尿を採取する。

●短所

- 動物の尿意に依存するため，採尿が難しいことがある。
- 中間尿を採取した場合でも，尿道や生殖器由来の細菌，上皮細胞，血液，精子，細胞残屑や環境中の物質により汚染される可能性があるため，尿培養検査のサンプルとしては適さない。
- 検査までの時間経過により，結晶形成や尿比重の上昇などが起こり，検査結果に影響する可能性がある。

●方法

- 排尿時に尿をフリーキャッチする方法（図2-1）と，猫ではトイレに排泄した尿を集める方法がある。
- フリーキャッチで採尿する場合，動物が排尿姿勢をとったら，採取容器やウロ・キャッチャー（図2-2）などを差し入れ，採尿する。
- トイレに排泄した尿を集める場合は，猫用トイレの猫砂の上にビニールシートを敷き，そこに溜まった尿を採取する。または，非吸収性の砂やチップを用い，通過した尿を集める。

⚠ 注意点

- 排尿時に採取する方法は，雄犬の場合は排尿時間が短いため（マーキング）採取がより難しい可能性がある。
- 排尿しはじめの尿は下部尿路の細菌などで汚染されている可能性が高いため，理想的には廃棄して，中間尿を採取する。難しい場合には採尿しはじめの尿であっても物理学的性状や化学的性状の分析は可能である。
- 採取容器として，猫や雌犬の場合は長めの柄のついたお玉や柄杓，浅い皿など，雄犬の場合は大きめのカップなどが使用可能である。容器は清潔で化学物質（洗剤，消毒液，漂白剤など）が付着していないものを用いる。
- 飼い主が自宅で採尿した場合は，清潔な容器に保存してできるだけ早く動物病院に持参してもらう。
- 来院まで時間が空いてしまう場合には，冷蔵庫で保存してもらうようにする。尿の冷蔵保存が可能な時間は，検査内容によって異なる。

圧迫排尿による採尿

●長所

○ 鎮静・麻酔下の動物では比較的実施が容易であり，特別な道具を必要としない。

○ カテーテル採尿と比較すると，医原性の下部尿路感染のリスクが低い。

●短所

○ 過度の圧迫により膀胱損傷（膀胱破裂）のリスクがある。

○ 膀胱から尿管・腎臓や前立腺に尿が逆流することで，医原性の上部尿路感染や前立腺炎を引き起こしうる。

○ 覚醒下の動物では実施自体が困難な場合がある。

○ 排尿させるためにかける圧によって，尿サンプルに赤血球や蛋白質が混入する可能性がある。

○ 膀胱の蓄尿量が少ない場合には実施困難である。

●方法

○ 腹部触診にて膀胱を触知し，徐々に圧をかけ，動物が排尿するまで膀胱壁を圧迫する。

○ 圧迫の際には，膀胱のできるだけ広い範囲を，適度に，しっかりと圧迫する。

○ 過度の圧迫は膀胱損傷のリスクがあるため避けるべきである。

○ 膀胱を片手で保持できる猫の方が犬と比較して容易に実施可能な場合が多い。

⚠ 注意点

○ 断続的・連続的を問わず，過度の圧迫は膀胱を損傷させる可能性があるため避けるべきである。

○ 覚醒下の動物では困難な場合があり，鎮静・麻酔下の動物以外では推奨されない。

○ 圧迫排尿は実施するメリットが少なく，デメリットの方が大きいため，筆者はよほど特別な事情がない限りは実施しない。

カテーテル採尿

●長所

- ほとんどの雄犬で容易に実施できる。
- 手技としては比較的安全であり，自然排尿よりは細菌などによる汚染を少なくできる。

●短所

- 尿路の構造上，雌の方が難しい。
- カテーテル挿入時に遠位尿道の細菌が膀胱内に混入する可能性があり，医原性の尿路感染のリスクがある。また，医原性の尿路損傷のリスクもある。
- 適切な保定や鎮痛のために，鎮静・麻酔処置が必要な場合がある。
- 器具やカテーテルの無菌操作が必要である。

⚠ 注意点

- 医原性の尿路感染や損傷のリスクがあるため，不必要な尿道カテーテルの挿入は行わない。
- 実施する際には慎重な無菌操作と，外陰部，尿道，膀胱に対する丁寧なアプローチが必要である。強引にカテーテルを挿入しないよう注意する。
- 下部尿路疾患，副腎皮質機能亢進症，糖尿病などに罹患している動物では細菌性尿路感染症のリスクが高いため，特に注意を払う。
- カテーテルの汚染と尿路の損傷を防ぐため，覚醒下にある動物は落ち着かせること

が重要である。
- 必要に応じて鎮静・麻酔下で処置を行う（特に雌猫の場合は鎮静処置が必要なことが多い）。
- カテーテルの入れすぎを防ぐため，挿入するカテーテルの適切な長さ（外尿道口から膀胱頸部までの長さ）をあらかじめ推定しておく。

●準備するもの

- 滅菌済カテーテル（症例の大きさや用途に応じて選択，**表 2-3**）
- 滅菌グローブ
- シリンジ（尿採取用，5 mL もしくは 10 mL）
- 滅菌潤滑ゼリー（キシロカインゼリーなど）
- 洗浄・消毒液（0.05％クロルヘキシジン，0.05％塩化ベンザルコニウム，生理食塩水など）

（以下，必要に応じて使用）

- 滅菌済ピンセットまたは無鉤鉗子
- 滅菌済膣鏡（**図 2-3**）およびトランスイルミネーターなどの光源（雌犬の場合）

表 2-3 犬・猫の採尿に用いられる主な軟性カテーテル

	製品名	サイズ	長さ	素材
多用途チューブ	ベテナルマルチチューブ	3 Fr 4 Fr 6 Fr 8 Fr	35 cm 40 cm 60 cm 80 cm	ポリ塩化ビニル
	アトム多用途チューブ	4 Fr 6 Fr 7 Fr 8 Fr	40 cm 60 cm 70 cm 80 cm	ポリ塩化ビニル
栄養カテーテル	アトム栄養カテーテル	3 Fr 4 Fr 5 Fr 6 Fr 6 Fr	40 cm 40 cm 40 cm 40 cm 60 cm	ポリ塩化ビニル

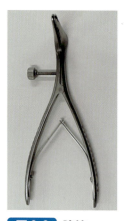

図 2-3 膣鏡

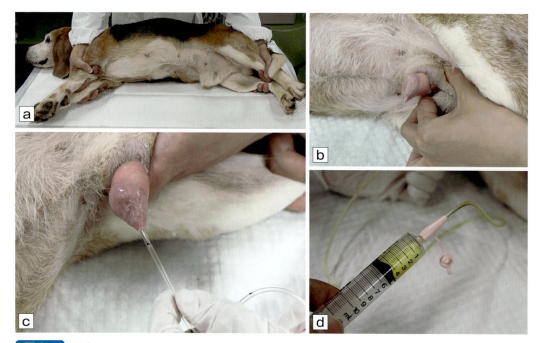

図 2-4 雄犬のカテーテル採尿方法
a：横臥位に保定する。　b：陰茎先端を露出する。
c：外尿道口内にカテーテルを挿入する。　d：シリンジをカテーテルに接続し，尿を採取する。

●方法

雄犬の場合

①横臥位に保定し（図 2-4a），包皮周辺の余分な被毛を刈る。

②助手は包皮を尾側へ牽引し，陰茎先端を露出する（図 2-4b）。

③低刺激性の消毒液（0.05％クロルヘキシジン，0.05％塩化ベンザルコニウムなど）や生理食塩水で包皮・陰茎および外尿道口を

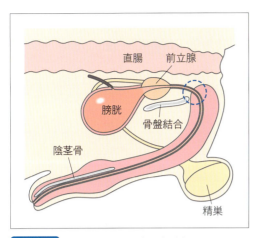

図 2-5 雄犬の下部尿路の解剖図
陰茎骨直後と坐骨弓部分(点線)は尿道が細いため、カテーテル挿入時に抵抗を感じやすい。

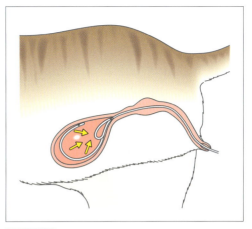

図 2-6 カテーテルトラブルの例
必要以上にカテーテルを長く挿入すると、膀胱内でカテーテルがループを形成して先端が尿道内に侵入し、抜去できなくなる可能性がある。

優しく洗浄・消毒する。洗浄後は、包皮にカテーテルが触れないように注意する。

④潤滑ゼリーをカテーテルの先端に十分に塗布し、外尿道口内にカテーテルを挿入する（図 2-4c）。

⑤カテーテルの先端が膀胱頸部と尿道の接合部を越えた位置（通常、カテーテル内に尿が流入してきた位置より、さらに2 cm程度進めた位置）に達するまで進める。

⑥シリンジをカテーテルに接続し、尿を採取する（図 2-4d）。

⚠ 注意点

○陰茎骨直後と坐骨弓部分は尿道が細いため、カテーテル挿入時に抵抗を感じる可能性がある（図 2-5）。

○抵抗を感じた場合には無理して押し進めず、カテーテルをやや戻し、少しずつ回転させるようにして進める。

○陰茎骨部分で抵抗を感じた場合には、包皮ごと陰茎を握ったまま腹壁と平行になるように角度を調整する。

○坐骨弓部分で抵抗を感じた場合には、直腸や会陰部からの触診によってカテーテル先端の向きを変えながら、ゆっくりと進める。

○それでも進まない場合には、カテーテルのサイズを見直す。

○カテーテルを必要以上に長く挿入しすぎないように注意する。必要以上に長く挿入した場合、膀胱粘膜を傷つける可能性があるだけでなく、膀胱内でカテーテルがループを形成して先端が尿道内に侵入し、抜去できなくなる可能性がある（図 2-6）。

雌犬の場合

○雌犬の場合、（1）膣鏡を用いて肉眼的に外尿道口を確認して挿入する方法、（2）指先で尿道乳頭を確認して挿入する方法（用手法）の2通りの方法がある（図 2-7, 2-8）。

○生殖器から尿路への汚染を防ぐため、用手法よりも膣鏡を用いる方法が推奨される。

○外尿道口の確認が肉眼的に困難な場合などは、用手法が有用である。

（1）膣鏡を用いる方法

①立位もしくは腹臥位で保定し（図 2-7a）、

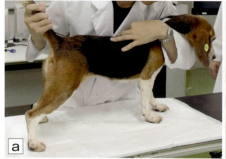
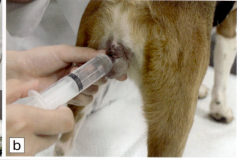
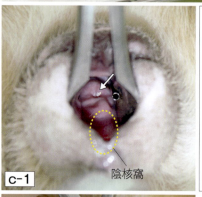
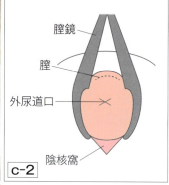
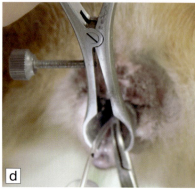

図 2-7　雌犬のカテーテル採尿方法（膣鏡を用いる方法）
a：雌犬の場合は立位もしくは腹臥位に保定する。
b：外陰部の洗浄・消毒を行う。
c：潤滑ゼリーを膣に塗布後，膣鏡で外尿道口（矢印）を確認する。
d：滅菌したピンセットや鉗子でカテーテルを保持し，ゆっくりと挿入する。

外陰部周辺の余分な被毛を刈る。
②低刺激性の消毒薬（0.05％クロルヘキシジン，0.05％塩化ベンザルコニウムなど）や生理食塩水で外陰部と膣を洗浄・消毒する（図2-7b）。
③潤滑ゼリーを膣に塗布する。
④膣鏡を挿入する。このとき先端を背側に傾けると挿入が容易である。十分に挿入したら膣鏡を水平に戻して開き，外尿道口を確認する（図2-7c）。小型～中型犬の成犬では，腹側陰唇交連から約3～5cm頭側に位置しており，膣の腹側壁に小さな突起（尿道乳頭）上の開口部として確認できる。
⑤滅菌したピンセットや鉗子でカテーテルの先端から2～3cmのところを保持し，外尿道口からゆっくりと挿入する（図2-7d）。
⑥尿の逆流を確認したら，シリンジをカテーテルに接続し，尿を採取する。

（2）用手法
①膣鏡を用いる方法①～③と同様の準備を行う。
②滅菌グローブを装着し，潤滑ゼリーを塗布した指を膣内に挿入し，膣の腹側にある尿道乳頭を触診する（図2-8a）。

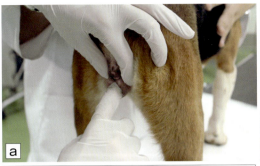
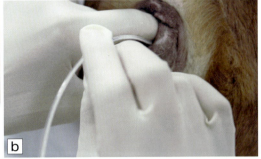
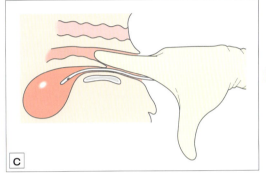

図 2-8　雌犬のカテーテル採尿方法（用手法）
a：潤滑ゼリーを塗布した指を腟内に挿入し，尿道乳頭を触診する。
b：挿入した指の腹側に沿わせながらカテーテルをゆっくりと挿入する。
c：カテーテルが腟へ侵入しないように，指先で腟の入り口を塞ぐ。

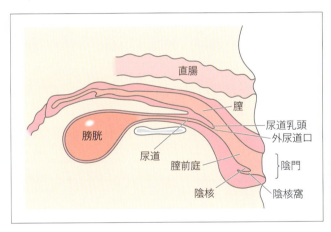

図 2-9　雌犬の下部尿路の解剖図
外尿道口の尾側のくぼみ（陰核窩）にカテーテルを誤って挿入しないように，解剖学的な位置を把握しておく。

③挿入した指の腹側に沿わせながら，カテーテルを尿道にゆっくりと挿入する（図 2-8b）。
④尿の逆流を確認したら，シリンジをカテーテルに接続し，尿を採取する。

⚠ 注意点

（1）腟鏡を用いる方法
○外尿道口の尾側のくぼみ（陰核窩）に誤ってカテーテルを挿入しないように，解剖学的な位置関係を確認しておく（図 2-9）。
○腟鏡を開きすぎると，尿道開口部が横に引き伸ばされて確認しづらいため，やや緩めて保持するとよい。
○外尿道口は腟の腹側壁に開口しているが，開口部ができるだけ正面に向くように，腟鏡を腹側壁に押し付けるようにして角度を調整するとカテーテルの挿入がしやすくなる。

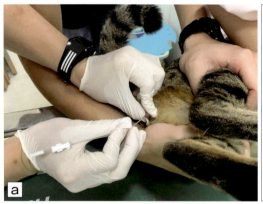
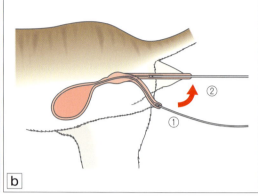

図 2-10 雄猫のカテーテル採尿方法
a：包皮から陰茎を十分に露出した後，潤滑ゼリーを塗布したカテーテルを挿入する。
b：尿道陰茎部が腹側に湾曲しているため，①カテーテル先端が入ったら，②尿道をまっすぐ尾側へ牽引しながら挿入する。

（2）用手法

○ 尿道乳頭が触診で確認できない場合には，カテーテルが膣の方へ入らないように指先で膣を塞ぎ腹側へ進める（図 2-8c）と，うまくいくことが多い。

雄猫の場合

① 横臥位または仰臥位で後肢を頭側に引き，保定する。
② 低刺激性の消毒薬（0.05％クロルヘキシジン，0.05％塩化ベンザルコニウムなど）や生理食塩水で包皮・陰茎を洗浄・消毒する。術者は滅菌グローブを装着し，包皮から十分に陰茎を露出した後，潤滑ゼリーを塗布したカテーテルを挿入する（図 2-10a）。
③ 尿の逆流を確認したら，シリンジをカテーテルに接続し，尿を採取する。

> ⚠️ **注意点**
>
> ○ 雄猫の尿道陰茎部は腹側に湾曲しているため，カテーテル先端が入ったら尿道をまっすぐ尾側へ牽引しながら挿入する（図 2-10b）。

雌猫の場合

① 処置台の端に後肢をかけて猫を腹臥位で保定し，尾を背側に引っ張る。
② 低刺激性の消毒薬（0.05％クロルヘキシジン，0.05％塩化ベンザルコニウムなど）や生理食塩水で膣・陰唇を洗浄・消毒する。
③ 膣・尿道乳頭を確認する場合は，小さいサイズの膣鏡または耳鏡を挿入して観察する。
④ 陰唇を軽く後方へ引っ張り，カテーテルを膣の腹壁に沿わせながら，盲目的にまっすぐゆっくりと挿入する。
⑤ 尿の逆流を確認したら，シリンジをカテーテルに接続し，尿を採取する。

> ⚠️ **注意点**
>
> ○ 通常，鎮静処置が必要である。
> ○ 雌猫は膣が狭く，膣鏡を挿入して尿道を確認しながらカテーテルを挿入したり，用手で挿入したりすることが困難なため，盲目的な方法がとられることが多い。
> ○ 小さいサイズの膣鏡がなければ耳鏡で代用する。

膀胱穿刺による採尿

●長所

○ 膀胱から直接尿を採取するため，尿道や外部生殖器を通ることによる汚染（細菌，血液，異物など）が最も少ない。

○ 他の採尿方法と比較して正確な結果が得られやすく，特に尿路感染症の評価に最適である。

○ 採尿中の動物はほとんど疼痛を示さず，比較的安全に実施可能である。特に雌犬・雌猫では，カテーテル採尿よりも忍容しやすい。

○ 膀胱穿刺による医原性感染のリスクはきわめて低いため，感染リスクの高い動物（下部尿路疾患，副腎皮質機能亢進症，糖尿病など）で有用である。

●短所

○ 膀胱の蓄尿量が少ない場合には穿刺が難しく，他の腹腔内臓器や膀胱背側の大血管を穿刺するリスクが高まる。

○ 医原性の血尿が生じ，病的な血尿と混同する可能性がある。

○ 猫ではまれに，血管迷走神経反応による徐脈，過剰な流涎や嘔吐，失禁，虚脱が認められることがある。

○ 以下のような症例に対しては，実施すべきではない。

  ▸ 尿の漏出リスクが高い（膀胱切開後1週間以内，膀胱アトニーの症例）

  ▸ 膀胱腫瘍が疑われる

  ▸ 出血のリスクが高い（血液凝固障害，血小板数が 25,000/μL 未満の症例）

●方法

○ 膀胱穿刺には，膀胱を触診・固定して盲目的に穿刺する方法と超音波ガイドを用いる方法があるが，ここではより安全性が高く，動物の種類や大きさによらず実施可能な超音波ガイドを用いる方法を紹介する。

① 動物を仰臥位（または横臥位）に保定する。攻撃的な場合は，必要に応じて鎮静処置を行う。

② 恥骨の頭側縁にプローブを当て，膀胱の長軸像を描出する（図 2-11a）。エコーゼリーはアーチファクトの原因となるため用いない（もしくは穿刺する際にはきれいに拭き取っておく）。

③ 5 mL または 10 mL のシリンジと連結した 23 ゲージ程度の針を用いて膀胱を穿刺する。穿刺は，プローブの頭側から針を沿わせて行い，画面上で針先が膀胱内に確認できたら，ゆっくりと尿を吸引する（図 2-11b）。

④ 膀胱の損傷を最小限にするため，針先は骨盤腔に向けておく。また，採尿によって膀胱が収縮した際に針が抜けてしまわないように，針先は膀胱頚部付近に終止するようにする（図 2-11c）。

⑤ 目的の尿量が得られたら，吸引を中止して膀胱から針を抜去する。

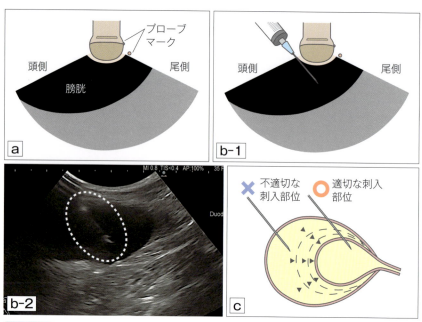

図 2-11 超音波ガイド下での膀胱穿刺法

a：膀胱の長軸像を描出する。
b：針をプローブに沿わせて穿刺し，膀胱内に針が刺入したことを確認して（点線）尿を吸引する。
c：膀胱が収縮した際に針が抜けないように，針先は膀胱頚部付近に終止するようにする。

⚠ 注意点

- 穿刺の際は，針でプローブを傷つけないように注意する。
- 腹腔内の他臓器の損傷を防ぐため，腹腔内で針の向きを変えない。
- 針を挿入したり抜いたりする際には，吸引によるサンプルの汚染を防ぐため，シリンジに陰圧をかけない。
- 刺入部位周辺での尿の漏出を防ぐため，針を膀胱内に挿入している間は膀胱を過度に圧迫しない。
- 膀胱の背側には大血管があるため，深く穿刺しすぎて損傷することがないように針先を超音波画像で確認しながら実施する（図2-11b-2）。

Chapter 3 サンプルの処理方法

- 総論
- 物理化学性状の検査
- 尿比重検査
- 尿沈渣検査
- グラム染色
- 保存・処理方法

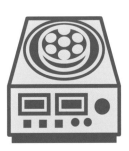
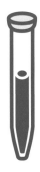

総論

●サンプル処理の基本

○ 新鮮な尿を速やかに検査室に持ち込んで分析をする（図3-1）。

○ 細胞成分の劣化や化学物質の反応による変質がありうるため，採尿から1時間以内の検査が推奨されている[1]（2〜3時間以内ならほとんど検査に影響はない）。

○ 尿サンプルの放置による成分変化について表3-1に示した。

●すぐに検査できない場合

採取から検査まで2〜3時間以上保存しなければならないとき

○ 冷蔵保存によって細胞成分の破損や細菌増殖を抑制できる。

⚠ 注意点

○ 尿を冷やしたまま測定すると，尿比重は本来の値より高くなる傾向がある[2]。

○ 酵素反応による測定系（尿試験紙の白血球など）の反応が悪くなる。

○ 非晶性（無定形）尿酸塩・リン酸塩の沈殿物が生じ，沈渣が観察しにくくなる。

○ 検査前に室温に戻せば，アーチファクトの結晶は溶解することが多い[3]。

検査まで1日以上かかるとき／外注検査に提出するとき

○ 一般的には冷蔵保存のサンプルを送付する（冷凍保存しない）。

○ 尿中細胞成分をゲル内に固めて固定処理を行う（セルパック処理）ことで，病理組織学的検査を可能にする。

表3-1 尿サンプルの放置による注意するべき成分変化

変化項目	原因
色調の変化	ウロビリノーゲンの酸化
混濁の増強	腐敗の進行
pHの上昇	尿素からアンモニアへの変換
比重の上昇	蒸発など
尿糖の低下	細菌や細胞による消費
潜血反応の低下	ヘモグロビンの変性
ケトン体の減少	ケトン体の代謝・揮発
ビリルビンの低下	ビリルビンの代謝
ウロビリノーゲンの低下	ウロビリノーゲンの酸化
血球成分の減少	浸透圧による細胞破壊
結晶の析出	溶媒の性状変化に伴う溶解飽和度の低下

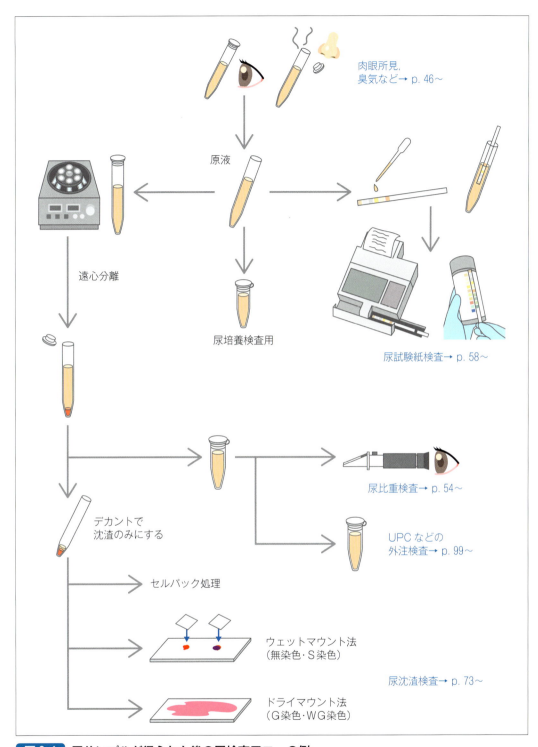

図 3-1 尿サンプルが得られた後の尿検査フローの例
S染色：Sternheimer染色　G染色：グラム染色　WG染色：ライト・ギムザ染色
UPC：尿中蛋白/クレアチニン比

○ 冷凍保存する場合は凍結前に必ず遠心分離し，上清を冷凍すること（分離方法は後述の「尿沈渣検査」の項を参照）。

○ サンプルに細胞成分が混入すると，凍結時の細胞破壊により尿の性状が変質する可能性がある。

○ 冷凍保存したサンプルは生化学検査などに用いることができるが，一部の酵素（N-アセチルグルコサミニダーゼ［NAG］など）の活性は冷凍により低値になることがある[4]。

■参考文献

1. Albasan H, Lulich JP, Osborne CA, et al. Effects of storage time and temperature on pH, specific gravity, and crystal formation in urine samples from dogs and cats. J Am Vet Med Assoc. 2003 15；222(2)：176-9.

2. Sink CA, Weinstein NM. Practical Veterinary Urinalysis. Wiley-Blackwell, 2012.

3. Osborne CA, Stevens JB. Urinalysis：A Clinical Guide to Compassionate Patient Care. Bayer AG, 1999.

4. 遠藤泰之，矢吹映．診療現場ですぐ役立つ！犬と猫の尿・便検査マニュアル．学窓社，2021.

物理化学性状の検査

●肉眼所見，臭気など

○ 得られた尿サンプルを目視し，外観を観察する。色調，臭気，混濁の有無からある程度の定性的な結果を予測できる。

○ こうした所見は主観的で参考程度にしかならないことも多いが，致命的な見落としや検査エラーによる重要な所見の見逃しを大幅に減らすことができる。

○ 赤色尿のときには血尿，ヘモグロビン尿（血色素尿），ミオグロビン尿，濃黄色や黄褐色のときにはビリルビンやウロビリノーゲンが高いことが示唆される。

●尿量

○ 尿量は症例の水和状態によって変動しやすい。目安は26～44 mL/kg/day（1～2 mL弱/kg/h）とされている。

○ 採尿方法によっては，全量を得られているわけではないことに注意する。

○ 多尿を疑う場合には多飲があるかもあわせて評価する。飲水量が犬で100 mL/kg/day，猫で50 mL/kg/day を超えると多飲とされる。

●尿試験紙

○ 尿試験紙は尿の化学的性状を定性的もしくは半定量的に判断するのに非常に有効である。これまでは，肉眼で色調表と見比べて評価する尿試験紙が使われてきたが，近年では小動物用に開発され，デジタル化された尿化学分析装置も用いられるようになった（図3-2）。

○ 尿試験紙検査の手技は大まかに以下のとおりである（図3-3）。

①一般に，遠心分離前の未処理の尿を用いる。

②尿試験紙に尿を十分に浸す（もしくは3 mL スポイトなどを用いる）。試薬が溶出することがあるので尿を過剰にかけすぎないようにする。

③尿試験紙に付いた余分な尿を濾紙などで取り除く。

④1分間など，製品の添付文書で決められた時間，静置する（機械で測定する場合は静置時間がプレインストールされているものもあるため，この時点で機械に挿入する）。

⑤尿試験紙の呈色度を色調表と比較する（もしくは機械に読み取らせる）。

○ 尿試験紙でよく評価される項目については，Chapter4「評価と対応」を参照。

○ 尿試験紙は簡易で，スクリーニング検査として非常に有効な手段である。しかし場合によっては偽陰性・偽陽性を生じることがあるため，注意が必要である。

3

サンプルの処理方法

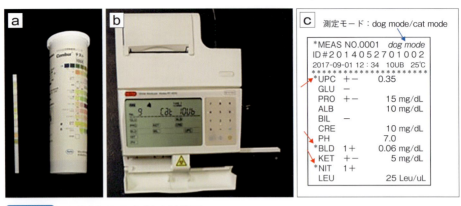

図 3-2　尿試験紙と尿化学分析装置

a：尿試験紙　b：尿化学分析装置（thinka RT-4010, アークレイ（株））
c：尿試験紙結果の一例。青矢印は測定モードの表記, 赤矢印の＊は異常値が測定された際に印字されるマークを示す。

UPC：尿中蛋白/クレアチニン比　GLU：尿糖　PRO：蛋白質　ALB：アルブミン　BIL：ビリルビン
CRE：クレアチニン　PH：pH　BLD：潜血　KET：ケトン体　NIT：亜硝酸塩　LEU：白血球

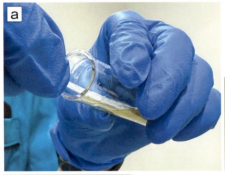

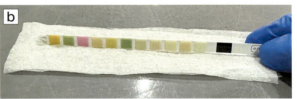

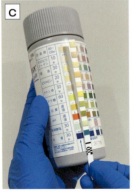

図 3-3　尿試験紙検査の手技

a：サンプルに尿試験紙を十分に浸す（スポイトやシリンジで滴下してもよい）。
b：濾紙などに傾けて余計な水分を除く。所定の静置時間の後に測定を開始する（図 3-2b に示した thinka RT-4010 では, 1 分後に計測が始まる）。
c：判定表と見比べて目視で行う方法もある。メーカー推奨の静置時間をあらかじめ確認しておく。

次に行うべき検査

- 病的な所見が得られた場合は，再検査や精密検査を検討する。
- 残った尿はその後の評価項目に沿って処理を行う。一般的には遠心分離し，上清は尿比重検査や外注検査，沈渣は顕微鏡的検査に用いる。それぞれの詳細は後述のChapter4「評価と対応」を参照。
- 尿培養検査などの一部の外注検査は，遠心分離前の未処理の尿で行うものがある。すべてを遠心分離せずに，必要に応じてサンプルを別に保存しておく。

尿比重検査

●準備するもの

- 尿比重屈折計(図 3-4)
- スピッツ管
- ピペット
- 遠心分離機

●手技(図 3-5, 3-6)

①精製水を尿比重屈折計のプリズム面に必要量滴下し,ゼロ点補正を行う(補正の方法は各機材によるので,製造元の説明書を参照する)。
②尿をスピッツ管に移し,1,500 rpm,15 分間,室温で遠心分離する[※]。
③滴下する前に尿比重屈折計のプリズム面が乾いていることを確認する(乾いていなければ水分をキムワイプなどで拭き取る)。
④尿上清(または尿[※])を①の補正時と同量程度,プリズム面に滴下する。
⑤デジタル屈折計ならボタンを押す/手持ち屈折計なら覗き込んで値を読む。
⑥尿をキムワイプなどで拭き取った後,プリズム面を精製水で洗浄し,乾かしておく。

※遠心分離は必ずしも必要ないとされているが,尿の濁度が高いと誤った結果を招くおそれがあるため,必要に応じて行う。

⚠ 注意点

- 測定に用いるのは早朝第一尿が望ましいとされる(早朝第一尿では値はやや高くなる)。
- 尿試験紙による尿比重評価は不正確であるとされている。
- 動物ごとに比重と屈折率との相関が変わるため,人用ではなく犬・猫用の尿比重屈折計を用いる(図 3-7)[1]。例えば,猫の尿の測定に犬や人の補正式を用いると,実際の尿比重より値が高くなる。

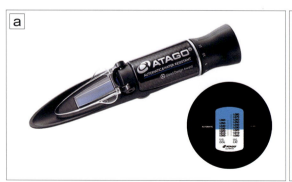 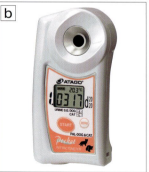

図 3-4　尿比重検査で準備するもの
a:手持ち屈折計　b:犬・猫用デジタル尿比重屈折計
画像提供:(株)アタゴ

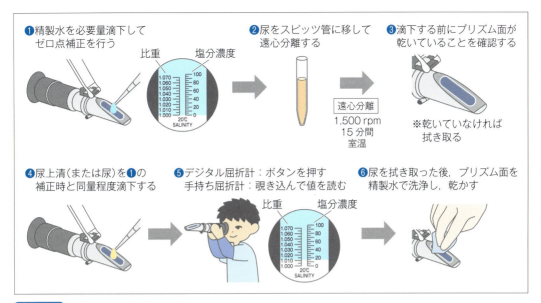

図 3-5 尿比重検査の手順

❶の補正の方法は各機材によるので，製造元の説明書を参照する。遠心分離は必ずしも必要ないとされているが，尿の濁度が高いと誤った結果を招くおそれがあるため，基本的には行うようにする。

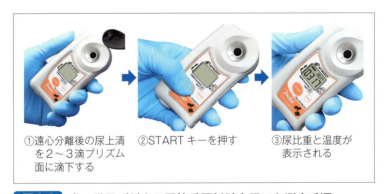

図 3-6 犬・猫用デジタル尿比重屈折計を用いた測定手順

画像提供：（株）アタゴ

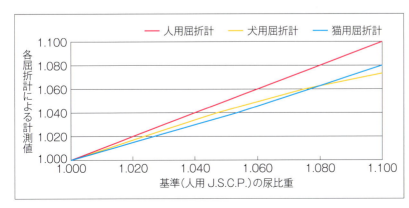

図 3-7
動物種差を反映して作製された屈折計の値の比較

動物用に補正して市販されている犬・猫用屈折計による測定値と，人用屈折計の測定値には差が生じる。この差により，犬・猫の尿のより正確な測定が可能になる。
J.S.C.P.：日本臨床病理学会標準化委員会
文献1より引用・改変

- 尿以外の液体の比重値とは一致しない。
- 円柱，結晶，細胞などのような不溶性物質は，本来は尿比重に直接影響しないが，尿の濁度が高いと誤った結果を招くおそれがある。このため，基本的には遠心分離後の上清を用いて尿比重検査を行う方がよい。
- 屈折率は温度の影響を受ける（現行のデジタル屈折計は温度による補正も行われている）。適正な温度範囲は 10～35℃ である。

■**参考文献**

1. Atago®. https://www.atago.net/lp/lp_pal_dogcat/index.php

尿沈渣検査

●臨床的意義

○ 尿沈渣検査は，採尿方法，採尿から検査までの時間，尿沈渣標本の作製方法によって結果が左右されることを覚えておく必要がある。

○ 採尿方法には自然排尿，圧迫排尿，カテーテル採尿，膀胱穿刺があるが，例えば尿沈渣標本に細菌が多数確認された場合，自然尿を用いていればコンタミネーションの可能性が考えられるが，基本的には無菌的に回収される膀胱穿刺尿であれば感染が疑われる（**表 3-2**）。

○ 各採尿方法の詳細は Chapter2「採尿方法」を参照されたい。

●サンプルの取り扱いと保存

○ 採尿後は即座に検査することが望まれる（採取後 1 時間以内が好ましい）。これは，細胞の崩壊が生じたり生化学検査に影響が出たりするためである。

○ 尿中に細菌が存在する場合は，細菌の異常増殖によってグルコースが代謝されるために尿糖が偽陰性になり，また細菌によって尿素がアンモニアに変換されるために尿 pH が上昇する。尿 pH が高いアルカリ尿は，尿円柱を壊し，赤血球を溶解してヘモグロビン尿となる。

○ 新鮮尿をすぐに検査できないときの最も一般的な保存方法は冷蔵である。冷蔵によって尿中成分の変化を抑え，細菌の増殖も抑制できる。

表 3-2 各採尿方法の利点と欠点

	利点	欠点
自然排尿 （フリーチャッチ）	○ 簡便 ○ 最も安全	○ 培養検査には不適 ○ コンタミネーションの可能性あり
圧迫排尿	○ なし	○ 培養検査には不適 ○ 膀胱を損傷する危険性あり ○ 尿を腎臓・尿管や前立腺へ逆流させる可能性あり
カテーテル採尿	○ コンタミネーションが少ない ○ 比較的安全	○ 多少の技術が必要 ○ 鎮静・麻酔処置が必要な場合がある ○ 尿道閉塞の症例では困難な場合がある
膀胱穿刺	○ 培養検査に最適 ○ 比較的安全	○ 多少の技術が必要 ○ 血液混入の可能性あり ○ 出血，膀胱破裂のリスクあり ○ 膀胱腫瘍症例，凝固不全症例には禁忌

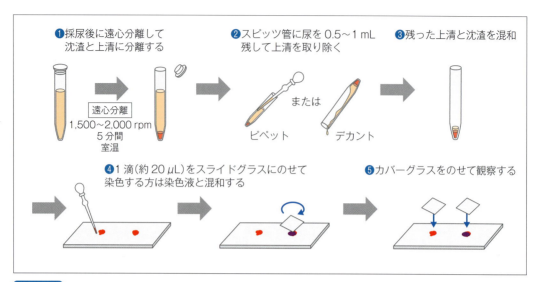

図 3-8 尿沈渣標本の作製方法

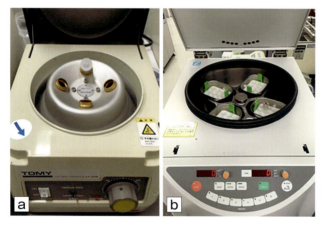

図 3-9 遠心分離機
a：角度固定型　b：スイング・バケット型

 注意点

- 冷蔵することによって尿比重の上昇や非晶性尿酸塩・リン酸塩の沈殿を招く。
- サンプルを送付する場合はホルマリンで沈渣を固定したり，フッ化ナトリウムで解糖を抑えたりすることもあるが，これらは尿試験紙にて糖，潜血，白血球の結果に影響を与えるという欠点がある。
- 上記のような点に注意して，結果を解釈する必要がある。

●手技（図 3-8）

①採尿した尿をスピッツ管に最低 5 mL 移して，1,500 rpm　5 分間（遠心力［RCF］：450×g），室温で遠心分離し，沈渣と上清に分離する。

※遠心分離機のローターは，角度固定型よりもスイング・バケット型の方が沈殿物がスピッツ管の底にボタン状に溜まるため，沈殿物が少量である場合はスイング・バスケット型を用いるとよい（図 3-9）。

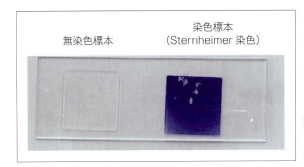

図 3-10 尿沈渣の観察方法
1つのスライドグラス上で無染色・染色標本を作製する。

②遠心分離した尿はスピッツ管に 0.5〜1 mL 残して，ピペットまたはデカントでほとんどの上清を取り除く。
③残った上清と沈渣を混和し，沈渣液を無染色もしくは染色して観察する。
④1枚のスライドグラス内で無染色・染色標本を作製する場合，無染色での観察は1滴（約 20 μL）をスライドグラスにのせ，染色する方はさらに染色液と混和する（図 3-10）。
⑤それぞれカバーグラスをかぶせて観察する。
⑥ドライマウント法を行う場合は，尿沈渣液を薄くスライドグラス上に伸ばして塗抹し，ロマノフスキー染色（ギムザ染色，ライト・ギムザ染色）を各染色液の方法に従って実施する。

> ⚠ **注意点**

- 尿沈渣検査をより正確に行うためには，尿を最低でも 5 mL は準備する必要がある。
- 尿沈渣を正しく評価するためには，尿量，遠心分離の速度・時間を一定にすることが重要である。
- 無染色標本はサンプルの色調が保たれるため，ビリルビン結晶などの色のついたものを検出しやすい。一方で，細菌や炎症細胞は Sternheimer 染色（S 染色）を行った方が検出しやすい。

●染色方法

- 染色液は希釈誤差を考慮し，尿沈渣と染色液の比率が 4：1 程度で使用することが望ましい。一般的には，200 μL の尿沈渣液に染色液を 50 μL 加えてスライドグラスにのせるとよい（スライドグラス上で混和する場合は，カバーグラスの先端に染色液をごく少量つける）。
- Sternheimer 染色は，1975 年に Sternheimer 博士によって発表された尿沈渣染色法で，フタロシアニン系の塩基性色素であるアルシアン青（またはナショナルファスト青，アストラ青）で核や硝子円柱などを青色調に，キサンチン系の塩基性色素であるピロニン B で細胞質や顆粒円柱などを赤紫色調に染め分ける。筆者の施設ではラボステインSを使用しており，各細胞は表 3-3[1] のように染色される（自身が使用されている各種尿沈渣染色液の添付文書を参照されたい）。
- 細胞集塊の中央部および新鮮な細胞は不染性を示すことがあるため，その際は 30〜60 分間ほど静置した後に鏡検すると染色性が増して観察しやすくなる[1]。
- ドライマウント法では，尿沈渣以外の細胞診と同様の方法で診断する。
- 尿沈渣標本の作製法は獣医療ではまだ完全には統一されておらず，ここに記載された

手法はそのうちの1つである。現状では，自施設で一定の基準を設け，常に同じ手法で標本作製することを心掛けてほしい。

○ 人医療では日本臨床検査標準協議会による尿沈渣作製法の指針が公表されている。

■参考文献
1. 武藤化学株式会社. ラボステインS. https://www.mutokagaku.com/products_search/rabosutein/item_2058

表3-3 Sternheimer 染色の染色性（ラボステイン S）

細胞集塊の中央部および新鮮な細胞は，不染性を示すことがあるため，このような場合には 30～60 分間ほど静置した後に鏡検すると染色性が増して観察しやすくなる。
文献1より引用・改変

項目	染色性
赤血球	淡赤桃～赤，無染
白血球	核：青 細胞質：淡赤桃～赤
上皮細胞	核：青～青紫 細胞質：淡赤桃～赤紫（新鮮な細胞では染まりにくい） ※ただし，粘液を有する円柱上皮細胞や腺癌細胞などは細胞質が青紫または濃赤紫に染め出される。
マクロファージ	核：青 細胞質：青紫～濃赤紫
硝子円柱	淡青～青
顆粒円柱	赤～赤紫
ロウ様円柱	赤桃～淡赤紫
核および細胞質内封入体	赤～赤紫，まれに青紫
粘液糸	淡青～青
精子	頭部：青 体部・尾部：赤桃
細菌・酵母・トリコモナス	無染，淡赤桃
結晶・脂肪滴・デンプン粒	無染

グラム染色

●臨床的意義

- グラム染色は細菌検出のために行う染色法である。無染色のウェットマウント標本よりも細菌検出の特異度が高く，グラム染色で菌が確認できれば細菌感染が疑われる。
- 染色法は複数種類あり，それぞれ操作が異なるため，Part2 Chapter3 表 3-2 を参照されたい。

●手技（フェイバー法）

- 実施時は各染色液の使用説明書などに従う。

① 尿サンプルをスライドグラスに塗抹し，乾燥させる。
※乾燥が不十分な場合，②火炎固定の際に菌が飛沫する場合がある。
② 火炎固定またはメタノール固定を行う。
▶ 火炎固定：塗抹面を上にしてガスバーナーの炎を通過させる（図 3-11a）。
▶ メタノール固定：メタノール中に 1～2 分（厚いサンプルは 5～10 分）浸して自然乾燥させる。
③ 染色液 A（ビクトリアブルー）で 1 分間染色する（図 3-11b）。
④ ピンセットでスライドグラスを挟み，水洗する。
※水洗は裏面から流水で青色を十分に洗い流し，水滴が残らないよう水切りを行う。水切りが不十分だとグラム陽性菌が脱色されることがある。
⑤ 脱色液で 15～30 秒媒染・脱色する。
⑥ 再度水洗する。
⑦ 染色液 B（サフラニンまたはフクシン）で 1 分間染色する。
⑧ 再度水洗する。
⑨ 自然乾燥させ，鏡検する（図 3-11c, d）。

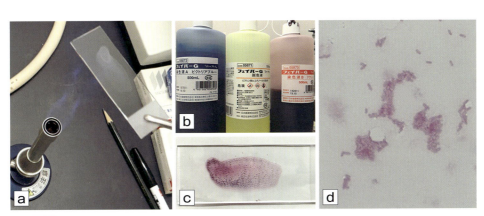

図 3-11 細菌尿のグラム染色
a：火炎固定　b：染色液　c：グラム染色後のスライド　d：対物レンズ 100 倍での鏡検結果
原因菌としてグラム陰性桿菌が確認された。

保存・処理方法

●外注検査用の処理

○ 検査項目によって保存・処理方法に違いがあるので，よく確認した上で準備する（**表 3-4**）[1,2]。

○ 冷蔵保存と冷凍保存を誤った場合や，未処理尿を用いるべきところを処理してしまった場合などに検査が全く不可能になるわけではない。結果にどういう変化が生じるかを理解した上で，再度の採取が難しい場合には，参考にするために外注検査の提出を検討してもよいだろう。

●尿培養検査・薬剤感受性試験用の処理

○ 尿培養検査や薬剤感受性試験に用いるのは膀胱穿刺尿がよい（自然排尿やカテーテル採尿では常在菌が混入するおそれがある）。

○ 遠心分離していない未処理の尿を用いる。

○ 外注する場合はスピッツ管やマイクロチューブなどの密閉できる容器に入れて送付する。冷蔵保存し，冷蔵で送付する（冷凍してはいけない）。

■参考文献

1. 富士フイルム株式会社. 尿検査・結石分析. https://www.fujifilm.com/jp/ja/healthcare/veterinary/examination/urinalysis
2. 株式会社サンリツセルコバ検査センター. BRAF遺伝子検査のご案内. https://www.sanritsu-zelkova.com/braf/

表 3-4 **検査項目ごとのサンプルの保存・処理方法**

検査項目によって適切な保存・処理方法があるため，確認の上準備する。正確な情報は各検査機関の検査案内などを参照されたい。
文献 1，2をもとに筆者作成

検査項目	対象	尿サンプル	必要量	保存方法	
				冷蔵	冷凍
尿沈渣	犬・猫	未処理／沈渣	約2mL	○	×
尿中一般検査	犬・猫	未処理	約2mL	○	×
尿中蛋白/クレアチニン比（UPC）	犬・猫	上清	約1mL	○	×
尿中微量アルブミン/クレアチニン比（UAC）	犬・猫	上清	約1mL	○	×
尿中コルチゾール/クレアチニン比（UCC）	犬	未処理／上清	約1mL	○	×
尿中NAG/クレアチニン比	犬	上清	約1mL	○	×
尿定量細菌培養検査	犬・猫	未処理	約2mL	○	×
薬剤感受性試験	犬・猫	未処理／沈渣	ー	○	×
BRAF 遺伝子変異検査	犬	沈渣など	ー	×	○

Chapter 4 評価と対応

肉眼所見
- 総論
- 赤色尿
- ミオグロビン尿
- ビリルビン尿

尿比重
- 総論
- 低比重尿
- 高比重尿

尿試験紙
- 総論
- 酸性尿・アルカリ尿
- 尿糖
- ケトン尿
- 蛋白尿
- 潜血尿
- 白血球
- 亜硝酸塩

尿沈渣検査
- 総論
- 赤血球
- 脂肪滴
- 白血球
- 上皮細胞
- 精子
- 円柱
- 結晶
- リン酸アンモニウムマグネシウム（ストルバイト）
- シュウ酸カルシウム結晶
- 尿酸アンモニウム結晶
- ビリルビン結晶
- リン酸カルシウム結晶
- 非晶性リン酸塩
- その他の結晶
- 細菌
- 真菌
- 寄生虫

- 薬剤感受性試験
- UPC・UAC
- UCC
- MN/CRE・NMN/CRE
- *BRAF* 遺伝子変異検査
- その他の尿検査項目

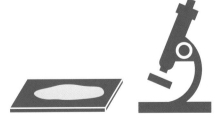

肉眼所見—総論

●色調

- 健常な尿の色調は無色～淡黄色である（図4-1）。琥珀色と表現されることもある。
- 尿量が増えたときや比重の低い尿では尿の色調が薄くなる傾向があるが，必ずしも尿の色調の濃さと比重の間に関連があるわけではない（尿の色調が正常であっても低比重尿のことはあり，その逆の場合もある）。
- 正常な尿の色はウロビリノーゲンやウロビリンの色である。
- 尿の色調と原因の傾向について表4-1に示した。

●濁度

- 健常な尿では濁りはほぼなく，透明度が高い。
- 食後の尿では，脂肪などの混入によりごく軽度に白濁することがある。
- 尿の濁度と原因の傾向について表4-2に示した。

●尿の黄色の産生のしくみ（図4-2）

- 血中のヘモグロビンはヘム（赤色）とグロビンに分解され，ヘムは主に脾臓で鉄とビリベルジン（緑色）に，ビリベルジンはビリルビンに変換される。ビリルビンはそのままではほとんど水に溶けないため，血漿中ではアルブミンに結合して溶解している（非抱合型ビリルビン）。
- ビリルビンは肝臓へ取り込まれ，グルクロ

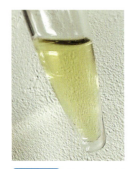

図4-1 健常尿の例（猫）

表4-1 尿の色調と原因の傾向

色調	原因
無色	健常な尿～低比重尿
無色～淡黄色	健常な尿
暗黄色～橙色	高比重尿，ビリルビン尿
黄褐色～褐色	ビリルビン尿
淡赤色～暗赤色	血尿，ヘモグロビン尿，ミオグロビン尿
黄緑色	ビリベルジン尿（ビリルビンの酸化による）

ン酸などで抱合された後(抱合型ビリルビン),胆管から腸管へ排泄される。腸管では腸内細菌によってビリルビンはウロビリノーゲン(黄褐色)になり,さらに酸化されてウロビリン(黄色)になる。
- ウロビリノーゲン,ウロビリンは腸管から再度吸収され,尿中に排泄されて尿の黄色の主な成分となる。

表 4-2　尿の濁度と原因の傾向

濁度	原因
白濁	細菌尿,膿尿,結晶尿,脂肪尿など
乳白色浮遊物	膿尿,結晶尿,精子混入,腫瘍など
赤色浮遊物	血尿,結晶尿,腫瘍など

ビリルビン尿,ウロビリノーゲン尿の臨床的意義

- 抱合型ビリルビンは尿中へ排泄されるが,非抱合型ビリルビンは排泄されないため,ビリルビン尿は主に抱合型高ビリルビン血症(肝細胞性または閉塞性黄疸による)のときに認められる(図 4-3)。
- 上記のメカニズムから,人では尿検査におけるビリルビンやウロビリノーゲンは,抱合型／非抱合型ビリルビンの増加,ひいては肝胆道系疾患の予備的な指標として用いられることがあるが,犬・猫では臨床的精度が低く,ほとんど用いられていない(胆管閉塞疾患でビリルビン尿が認められやすい傾向はある)。

図 4-2　ウロビリンの産生経路

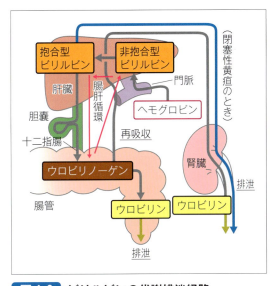

図 4-3　ビリルビンの代謝排泄経路

赤色尿

●臨床的意義

○ 血尿／ヘモグロビン尿(血色素尿)／ミオグロビン尿で赤色尿が認められる。

○ 薄い赤〜鮮やかな赤，赤褐色，黒に近い赤色までバリエーションがあるが(図 4-4)，色調の違いに診断的価値はあまりない。逆に，肉眼的には赤く感じられなくても血尿やヘモグロビン尿の場合もある。

○ 赤血球成分が含まれる場合，遠心分離によって赤色沈殿物が認められ，さらに沈渣の鏡検にて赤血球が観察されれば血尿であると判定できる(図 4-5)。

○ 血尿において，排尿の前半と後半のどちらのタイミングで認められたのかは病変部位の推定に役立つ。前半の尿で血尿が認められる場合は初期血尿と呼ばれ，尿道遠位部，外部生殖器の病変を示唆する。後半で認められる場合は終末血尿と呼ばれ，膀胱頸部〜尿道近位部の病変が疑われる。排尿のはじめ〜終わりまで血尿が認められる場合は全期血尿と呼ばれ，腎臓，尿管，膀胱からの出血が疑われる。

○ 沈殿物のない赤色尿の場合，それだけで血尿かヘモグロビン尿か判定するのは難しい。血液検査や他の尿検査などと組み合わせて判定する(詳細は「潜血尿」の項を参照)。

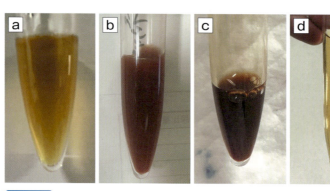

図 4-4　様々な赤色尿
a〜c：様々な濃さの赤色尿がありうる。
d：遠心分離により赤色沈殿物を生じるため，血尿(赤血球成分が多く含まれる赤色尿)と考えることができる。

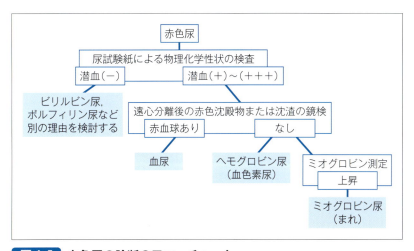

図 4-5 赤色尿の診断のフローチャート

ミオグロビン尿

●定義

- ミオグロビンは心筋や骨格筋に存在する質量約 17,500 Da のヘム蛋白である。このため，尿試験紙の潜血に反応する。
- ミオグロビン尿とは筋肉中にあるミオグロビンを大量に含んだ赤褐色尿のことを指す。

●臨床的意義

- ミオグロビンは赤血球中のヘモグロビンにより運ばれてきた酸素を筋組織で受け取り，筋組織中で運搬・貯蔵する。
- 健常な動物の血中にも存在するが，きわめて少量で検出されない。
- 激しい運動などで筋組織が激しく崩壊した際には，ミオグロビンが細胞外へ逸脱して血中に流入し，さらに尿中へ排泄される（図 4-6）。
- ミオグロビンやヘモグロビンのヘム色素は腎毒性がある。人の横紋筋融解症のときなどに生じる高ミオグロビン血症は，尿細管壊死を伴う腎不全を招き，ミオグロビン尿症の原因となる。

📖 鑑別疾患

- 人における血中／尿中ミオグロビンは，心筋梗塞による心筋傷害や，筋ジストロフィーによる骨格筋傷害などの筋組織の傷害，横紋筋融解症，クラッシュ症候群などで増加する。
- 小動物診療では一般には見かけないが，外傷，痙攣，過度な運動，筋炎，熱傷などの既往があり，筋組織の崩壊に伴う赤色尿を認めた場合には考慮する。

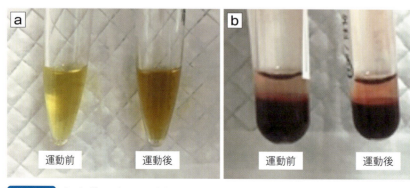

図 4-6 ミオグロビン尿の例
a：尿　b：血漿
ボストン・テリア，1 歳齢，避妊雌。激しい運動の後に赤色尿を呈するという主訴で来院した。赤色尿以外は無徴候であった。運動前と運動後に採尿・採血すると，運動後に赤色尿と血漿の赤色化が認められた。外注検査により，この血色素はミオグロビンであることが判明した。

- 以下のような要素がある場合にミオグロビン尿を疑うとよい。
  - 筋組織の損傷を疑う病歴がある。
  - 尿試験紙で潜血陽性である。
  - 赤色尿である（沈渣に赤血球を認めない）。

次に行うべき検査

- 獣医療にはミオグロビンを測定できる外注検査系はなく，人の検査機関に依頼して測定することになる。

ビリルビン尿

●定義

- ビリルビンはヘモグロビンの代謝産物で，通常時は肝臓から胆汁・腸管内に排泄されて尿中にはほとんど含まれない。
- ビリルビン尿は橙色を呈しており，よく振って泡立てるとその泡まで橙色をしているという特徴がある（図4-7）。

●臨床的意義

- 前述のとおり，通常時にビリルビンは尿中にはほとんど含まれないが，肝胆道系疾患による腸肝循環不全に陥ると血中ビリルビン濃度が上昇し，腎臓を介して尿中に排泄される。そのため，尿中ビリルビンが陽性の場合は肝胆道系疾患などが疑われる（血中の総ビリルビン濃度，特に抱合型ビリルビン濃度の上昇を示す）。
- 尿試験紙では，酸性条件下でビリルビンがジアゾニウム塩とカップリングして，赤色のアゾ色素を形成することを利用している。
- アルカリ尿では尿試験紙において偽陰性になる可能性に注意する。ビリルビン尿の鑑別ならびに干渉要因について表4-3[1-4]に示す。

ビリルビン尿，ウロビリノーゲン尿の臨床的意義

- ビリルビンは本来図4-8の青矢印で示す代謝排泄経路をたどり，ウロビリンまたはステルコビリンとして体外に排泄される。
- 胆管の閉塞や肝障害によって腸肝循環がうまく機能しない場合に血中のビリルビン濃度が上昇し，高ビリルビン血症，ひいてはビリルビン尿が認められるようになる。
- 人ではこのメカニズムから，尿検査におけるビリルビンやウロビリノーゲンは肝胆道系疾患の予備的な指標として用いられることがあるが，犬・猫では臨床的精度が低い（「肉眼所見—総論」の項を参照）。

次に行うべき検査

- 血中総ビリルビン濃度の測定
- 肝機能にかかわる血液検査（アルブミン，BUN，GLU，NH$_3$），肝酵素（ALT，ALP）の測定など
- 胆管系の評価：腹部超音波検査や血液検査（総胆汁酸：TBA）など

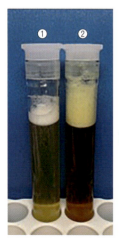

図4-7
ビリルビン尿
健常な尿（①）とビリルビン尿（②）。ビリルビン尿は橙色を示すのに加え，よく振って泡立てるとその泡も橙色を示す。

■参考文献
1. 竹村直之 監訳. イヌとネコの尿検査—方法と解釈の実際—. ファームプレス, 2014.
2. Archer J. Urine analysis. In：BSAVA Manual of Canine and Feline Clinical Pathology. 2 ed. Villiers E, Blackwood L, ed. BSAVA, 2005. p. 149-168.
3. Stockham SL, Scott MA. Urinary system. In：Fundamentals of Veterinary Clinical Pathology. 2 ed. Wiley-Blackwell, 2008. p. 415-494.
4. Strasinger SK, Di-Lorenzo MS. Urinalysis and Body Fluids. 5 ed. F.A. Davis Company, 2007. p. 53-80.

表 4-3　ビリルビン尿の鑑別・干渉要因

文献1～4より引用・改変

判定	鑑別・干渉要因
陽性	正常（犬，濃縮尿は少量のビリルビンを含むことがある［尿試験紙で＋以下］） 溶血（血管内または血管外） 胆汁うっ滞 　閉塞性黄疸または肝後性疾患 　機能性（敗血症）
偽陽性	高度に着色した尿 インジカン（腸内細菌の代謝産物）
偽陰性	サンプル処理の遅れ 紫外線への曝露 亜硝酸塩やアスコルビン酸（内因性または外因性）の存在 アルカリ尿

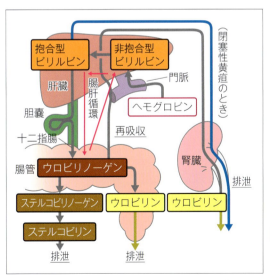

図 4-8　ビリルビンの代謝排泄経路
本来は図内の青矢印で示す経路をたどり，体外に排泄される。

尿比重―総論

●定義

- 尿比重(USG)とは，その尿と同じ容積の純水に対する重量の比率を指す。
- 尿比重検査に一般に用いられている屈折率測定法は，屈折率の比を用いて近似している。

●臨床的意義

- 水に近いほど値は1に近づき，何かしらの物質が溶けていれば，その質量が大きいほど値が高くなる。
  ▸ 例：尿比重1.020＝ただの水より1.02倍重い。

●尿比重の分類(図4-9)

- 適切な尿比重(表4-4)[1-5]：水和状態に見合った適切な濃縮が行われた場合の比重を指す。ただし，尿比重は健常な動物であっても動物の水和状態，食事，飲水，運動などによって幅広く変化する。
- 高比重尿：健常か，あるいは健常より高い比重の尿を指す。ただし猫ではこの比重でも慢性腎臓病(CKD)のことがある。
- 低比重尿：健常より低い比重の尿を指す。犬では，脱水状態で1.030未満なら尿の濃縮能の低下を考慮する。
- 高張尿：等張尿より高い比重の尿で，濃縮尿ともいう。
- 等張尿：糸球体濾過液と同等の比重(1.008～1.012とされる)，つまり血漿浸透圧と等張の尿を指す。尿の濃縮能の低下を示唆する。
- 低張尿：等張尿より低い比重の尿で，希釈尿ともいう。尿の濃縮能だけでなく，抗利尿ホルモンの分泌／応答不全を示唆する。

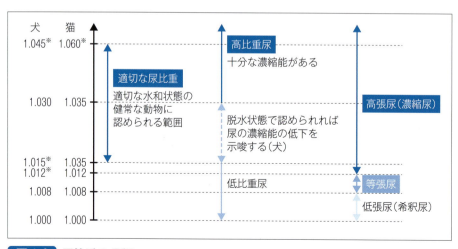

図4-9 尿比重の分類

※：数値は文献によって異なる(表4-4を参照)。

⚠ 注意点

- 動物の水和状態で大きく変動するため明確な基準値はないことに注意が必要である。
- しかし等張尿，低張尿は明らかに低い尿比重で，特に低張尿は病的な状態であり，原因疾患は単なる低比重尿より絞られる。

● 評価基準

- 国際獣医腎臓病研究グループ（IRIS）のCKDガイドライン（2023年度版）における診断基準では，
  - ▶ 血中クレアチニン濃度，血中SDMA濃度ともに基準値より高い
  - ▶ 尿比重が犬で＜1.030，猫で＜1.035の両方を満たすとき，CKD（ステージ2後期〜4）と診断できるとされている[6]。

飼 い主に確認すること

- 年齢：年齢が1歳上昇するごとに比重が0.001低下するとされている。一方で，品種，性別，避妊・去勢の有無，体重による尿比重の違いは知られていない。
- 一般状態，最近の活動性・活動量など：尿比重は動物の水和状態の影響を色濃く反映することから，飲水量や活動性によっても上下する。
- 1日あたりの飲水量：同上。
- 最近の排尿にかかわる問題点：同上。夾雑物によっては尿比重が上昇することもある。沈殿物は尿比重に影響しないが尿の濁度が高いと誤った結果を招くおそれがあるので，測定には遠心分離した尿上清を用いることが望ましい。
- 食事内容，最後の食事時間：食事後は生理的にも尿糖が認められ，尿比重が上昇することがある。
- 投薬の有無，投薬時間：薬物によっては利尿作用があって尿比重が下がるなど，影響することがある。薬物の影響の有無を検討するためにも，投薬後何時間ごろの採尿なのかが分かるように，投薬した時間も確認しておいた方がよい。
- 採尿した時間，採尿方法，提出までの保存方法：飼い主が採取した尿であれば確認する。採尿後，あまりに時間が経つと性状が変化し，測定結果に影響することがある。

■参考文献

1. 遠藤泰之，矢吹映. 診療現場ですぐ役立つ！ 犬と猫の尿・便検査マニュアル. 学窓社，2021.
2. 富士フイルム株式会社. 尿検査・結石分析. https://www.fujifilm.com/jp/ja/healthcare/veterinary/examination/urinalysis
3. 竹村直之 監訳. イヌとネコの尿検査―方法と解釈の実際―. ファームプレス，2014.
4. Atago®. https://www.atago.net/lp/lp_pal_dogcat/index.php
5. 原田佳代子. 犬と猫の腎臓病診療ハンドブック. 上地正実 監. 緑書房，2021.
6. International Renal Interest Society（IRIS）. IRIS Guidelines. http://www.iris-kidney.com/guidelines/index.html

表4-4 尿比重の基準範囲

数値は文献によって異なる。
文献1〜5をもとに筆者作成

引用文献	犬	猫	備考
1，2	1.015〜1.045	1.035〜1.060	適切な水和状態における尿比重の正常範囲
3	1.015〜1.045	1.035〜1.065	飲水量および水和状態に依存する
4	1.025〜1.040	1.035〜1.050	―
5	記載なし		生理的要因で変動する

低比重尿

●定義

○ 低比重尿は健常より低い比重の尿（図4-9を参照）を指し，尿の濃縮能の低下を示している。

　鑑別疾患

○ 低比重尿の動物では多尿であることが多いため，多飲多尿を呈する鑑別疾患を考える（表4-5）。
○ 低張尿の症例では，表4-5内でも中枢性尿崩症，腎盂腎炎，子宮蓄膿症，ステロイド過剰症，高カルシウム血症，低カリウム血症，心因性多飲，肝不全，赤血球増加症のことがほとんどである。
○ 若齢の動物では，健常でも低い値になることがある。

　次に行うべき検査

○ 他の尿検査結果や一般状態，血液検査結果とあわせて総合的に評価する。
○ 多飲多尿があれば，その鑑別のための身体検査や血液検査に加えて，X線検査や超音波検査などの画像検査を検討する。

⚠ 注意点

○ どの数値から低比重尿と判断するかは動物の水和状態による。
○ 特に犬における尿比重1.015～1.030は十分に水和されていれば正常でもありうる数値だが，脱水状態でこの数値であれば低比重尿と判断する。
○ 「低比重尿」の中には高張尿，等張尿，低張尿がある。等張尿は血漿浸透圧と等張の尿，低張尿はそれ以下の尿を意味し，著しい尿の濃縮能の低下を意味する（「尿比重―総論」の項を参照）。

表4-5 多飲多尿の鑑別疾患

腎疾患	内分泌疾患	全身性感染症	その他
CKD 急性腎障害 尿路閉塞／閉塞後利尿 腎盂腎炎 ファンコニー症候群 腎性尿崩症 潜在的な腎機能不全	糖尿病 副腎皮質機能亢進症 副腎皮質機能低下症 甲状腺機能亢進症 原発性上皮小体機能低下症 上皮小体機能亢進症 先端巨大症	子宮蓄膿症など Ca, Kのアンバランス 高カルシウム血症 低カリウム血症 中枢性 中枢性尿崩症 心因性多飲	肝機能障害，低栄養 赤血球増加症 薬物 塩分過多 突発性後天性網膜変性 腫瘍

高比重尿

●定義

- 高比重尿は健常あるいは健常より高い比重の尿（図 4-9 を参照）を指す。強く濃縮されているか，もしくは多くの溶解物が尿中に存在していることを示す。

鑑別疾患

- 多少の高比重尿は生理的に生じることもありうるため，病的な所見ではないことも考えられる。
- 高比重尿を呈する鑑別疾患について表 4-6 に示す。

次に行うべき検査

- 別日に再検査を行う。
- 高比重尿を呈する疾患の鑑別のための検査を行う。

注意点

- 多少の高比重尿なら生理的に生じることもありうる。
- 猫では CKD でも高比重尿になることがあるため，高比重尿の所見を CKD の除外に用いるべきではない。

表 4-6 高比重尿の鑑別疾患

鑑別疾患・病態
重度脱水
高窒素血症（腎前性）
循環血液量減少
血液濃縮
心不全による腎灌流の低下
尿中に溶解物が過剰に存在する場合（糖尿病など）
猫では CKD でも高比重尿になることがある

尿試験紙―総論

●概要

- 尿試験紙による尿の化学性状の定性評価は，医学で1940年代に考案された。簡便でスクリーニング検査として非常に優れており，今も一般的に用いられている。
- 尿試験紙による評価は，小動物臨床でも人医療と同様に一般的に用いられている。非常に簡便で飼い主による検査や判定も可能なことから，自宅での簡易評価にも用いられている。
- 以前は人用の製品しか入手できなかったが，近年では犬・猫用に特化した尿試験紙の販売もあり，バリエーションも増えてより利用しやすくなった。

●臨床的意義

- 尿試験紙は，プラスチックのストリップにあらかじめ薬液を染み込ませた試験パッドが付着していて，これに尿を浸すことで発色性の化学反応が生じる(図4-10)。
- それぞれの項目の発色の変化によって判定することになるが(表4-7)，発色様式は様々なため，製品の容器などに記載されている色調表と見比べて目視で判定することが多かった。
- 最近では，機械による読み取りができる院内用の尿検査機器が導入され，今までより客観的な評価ができるようになった。
- 尿試験紙はその性質上，結果の解釈に影響を及ぼす様々な干渉物質がある。偽陰性・偽陽性を引き起こす条件や干渉物質を頭に入れて試験を実施することで，大きな見落としや誤診を防ぐことができる(表4-8)。

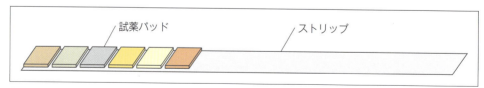

図 4-10 尿試験紙の構造
プラスチックのストリップに薬液を染み込ませた試験パッドが付着している。これに尿を浸すことで発色性の化学反応が生じる。評価までの静置時間は尿試験紙の添付文書などを参照されたい。

表 4-7 尿の物理化学性状検査の基準範囲

※：文献によって数値・判定は異なる。

項目	犬	猫
色調	透明～淡黄色	透明～淡黄色
尿量	26～44 mL/kg/day※	26～44 mL/kg/day※
尿比重	1.015～1.045※	1.035～1.060※
pH	6.0～7.5※	6.0～7.5※
尿糖（GLU）	（－）	（－）
ケトン体（KET）	（－）	（－）
ビリルビン（BIL）	（－）～（＋）	（－）
蛋白質（PRO）	（－）	（－）～（±）
尿中蛋白/ クレアチニン比（UPC）	（－）～（±）※	（－）～（±）
白血球（LEU）	（－）	（－）
潜血（BLD）	（－）	（－）
亜硝酸塩（NIT）	（－）	（－）

表 4-8 尿試験紙検査で起こりがちな偽陽性・偽陰性の概要

	アルカリ性	酸性
pH	○ 穀物・野菜の摂取 ○ 放置（細菌繁殖）	○ 動物性蛋白質の摂取
	偽陽性になりやすい場面	**偽陰性になりやすい場面**
尿糖 （GLU）	○ 生理的尿糖	○ アスコルビン酸の摂取 ○ 放置（細菌による消費）
ケトン体 （KET）	－	○ 放置（揮発，細菌による消費）
ビリルビン （BIL）	－	○ アルカリ尿 ○ 放置（光線による分解）
蛋白質 （PRO）	○ 濃縮尿／色素性尿 ○ アルカリ尿 ○ 猫の尿	○ 酸性尿 ○ 猫の尿
アルブミン （ALB）	－	○ 約 30 mg/dL 未満の増加
潜血 （BLD）	○ 希釈尿 ○ アルカリ尿 ○ 放置（溶血）	○ 還元作用のある物質 ○ 長時間の放置（酵素が失活）
白血球 （LEU）	○ 放置（酵素が漏出）	○ 白血球のエステラーゼが枯渇 ○ 長時間の放置（酵素が失活）
亜硝酸塩 （NIT）	－	○ グラム陰性桿菌以外の細菌感染 ○ 野菜（硝酸塩を含む）を摂取していない ○ 蓄尿時間が短い ○ 長時間の放置（一酸化窒素 [NO] に分解される）

酸性尿・アルカリ尿

●定義・臨床的意義

- 通常の尿 pH は犬・猫ともに 6.0〜7.5 とされる[1]（成書によっては 5.5〜7.5 ともされる[2]）。これを下回る場合を酸性尿，上回る場合をアルカリ尿とよぶ。

- 尿 pH は酸塩基平衡，食事，薬物，尿路感染などに影響を受ける。

- 小動物臨床では，特に尿路結石形成のリスク評価に重要である。アルカリ尿ではリン酸アンモニウムマグネシウム（ストルバイト），酸性尿ではシュウ酸カルシウム結石の産生リスクが増大する。

- 食事においては，穀物・野菜によってアルカリ性に，動物性蛋白質によって酸性に傾きやすい。

- ウレアーゼを産生する細菌の感染がある場合，尿素がアンモニアに分解されるため，アルカリ性に傾きやすい。

- 代謝性アシドーシスの症例では酸性尿になることがある。

●測定方法

- メチルレッド，またはブロムチモールブルーを用いた pH 指示試薬を用いていることが多い。

- 尿試験紙では数値は 0.5〜1 刻みの評価であり，精度の高いものではない。そのため，正確を期すなら pH メーターを用いるべきである（図 4-11）。

■参考文献

1. 竹村直之 監訳. イヌとネコの尿検査—方法と解釈の実際—. ファームプレス, 2014.
2. 梶ヶ谷博 監訳, 早川典之 訳. 犬と猫の尿・血液検査マニュアル. インターズー, 2004.

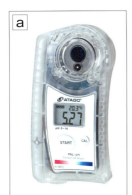

図 4-11 小動物臨床で有用な pH メーター

ガラス電極法で 0.01 刻みでの測定が可能である。可能であれば毎日校正液による校正を行うべきだが，一度校正しておけば使用のたびに校正を行う必要はない。PAL-pH の取扱説明書では，普段から使用している場合でも 1 カ月に 1 回の校正，また，2 週間以上使用していなければ再度の校正を推奨している。

画像提供：(株)アタゴ

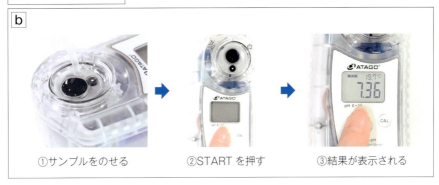

①サンプルをのせる　②START を押す　③結果が表示される

尿糖

●臨床的意義

○ 健常な犬・猫では，血中のブドウ糖（グルコース）は糸球体で濾過された後，ほぼ100%が近位尿細管で再吸収され，尿中に含まれるのは0.1%未満である。

○ 以下のような場合に尿中にグルコースが排出される。

①腎臓の再吸収能を超える血糖値である場合（生理的な場合もある）

②近位尿細管障害によりグルコースの再吸収能が低下している場合

○ 上記の①にあたる一般的な血糖値は，犬で180〜220 mg/dL，猫で208〜290 mg/dLを超えたときとされている[1]。

●測定方法

○ ブドウ糖酸化酵素（グルコースオキシダーゼ［GOD］）でグルコースを分解した際に生成される過酸化水素を，ペルオキシダーゼ（POD）と色原体を用いた方法で発色している（図4-12）。この方法で利用される色原体は尿試験紙の製造会社によって異なるため，評価の際にはそれぞれの適切な色調表を用いる必要がある。

○ 測定されるのはグルコースだけであり，他の糖類は検出されない。

> ⚠ **注意点**

○ アスコルビン酸の摂取により偽陰性になる可能性がある。

○ 食後の採尿などでは生理的な尿糖陽性が認められることがある。

○ 尿糖の干渉要因について（表4-9）[1-5]に示す。

偽陽性

○ 自然排尿などで床や処置台などから採取した尿の場合，塩素系消毒液などの何らかの酸化物質が混入し，尿試験紙の発色を助長して偽陽性になることがある。

$$\text{グルコース} + O_2 + H_2O \xrightarrow{\text{GOD}} \text{グルコン酸} + H_2O_2$$

$$\text{色原体} + H_2O_2 \xrightarrow{\text{POD}} \text{発色}$$

図4-12　尿糖の測定原理
GOD：グルコースオキシダーゼ
H_2O_2：過酸化水素　POD：ペルオキシダーゼ

偽陰性

- 高比重尿においては，アスコルビン酸が含まれている場合などに尿試験紙上の過酸化水素の酸化が阻害され，発色が低下するため偽陰性になることがある。
- 尿が冷蔵されていた場合，常温に戻さずに測定に使用すると，尿試験紙の酵素反応の最適温度外のため偽陰性になることがある。
- ホルマリンが尿の保存剤として用いられていた場合，尿試験紙の酵素が固定され偽陰性になることがある。

■参考文献

1. 竹村直之 監訳. イヌとネコの尿検査—方法と解釈の実際—. ファームプレス, 2014.
2. Gregory CR. Urinary System. In：Duncan and Prasse's Veterinary Laboratory Medicine Clinical Pathology. 4 ed. Latimer KS, Mahaffey EA, Prasse KW, et al, ed. Wiley-Blackwell, 2003, p. 231-259.
3. Osborne CA, Stevens JB. Urinalysis A Clinical Guide to Compassionate Patient Care. Bayer Corporation, 1999.
4. Stockham SL, Scott MA. Urinary system. In：Fundamentals of Veterinary Clinical Pathology. 2 ed. Wiley-Blackwell, 2008, p. 415-494.
5. Wamsley HL, Alleman R. Complete urinalysis. In：BSAVA Manual of Canine and Feline Nephrology and Urology. 2 ed. Elliott J, Grauer GF, ed. British Small Animal Veterinary Association, 2007, p. 87-116.

表 4-9　尿糖の鑑別・干渉要因

文献 1 ～ 5 より引用・改変

判定			鑑別・干渉要因
陽性	**高血糖** 血糖値が腎臓の再吸収能を上回る		○ 糖尿病 ○ グルココルチコイド（外因性または内因性） ○ 興奮（猫，通常は一過性） ○ グルコースの静脈内投与 ○ 急性膵炎 ○ 褐色細胞腫 ○ エチレングリコール中毒
	正常血糖値 尿細管のグルコース再吸収能の低下	後天性の原因	<u>尿細管の損傷，中毒，近位尿細管上皮細胞の壊死</u> ○ 腎毒性を示す薬物 　アミノグリコシド系抗菌薬，アンホテリシン B， 　非ステロイド系抗炎症薬（NSAIDs）， 　高用量のアモキシシリン ○ 重度な低酸素血症，循環血液量減少，または低血圧 ○ 感染症 ○ 腫瘍
		遺伝性／先天性の原因	○ ファンコニー症候群または原発性腎性尿糖 　バセンジー，ノルウェジアン・エルクハウンド・グレー， 　シェットランド・シープドッグ
偽陽性			○ 酸化剤 　過酸化水素，次亜塩素酸塩（塩素系消毒液）
偽陰性			○ 著しいビリルビン尿 ○ ホルマリン（尿の保存剤として使用される） ○ 冷蔵されたサンプルを検査前に室温に戻さずに使用 ○ 軽度の尿糖がみられるサンプルでのケトン尿 ○ アスコルビン酸（内因性または外因性）

ケトン尿

●定義・臨床的意義

- ケトン体はアセトン,アセト酢酸,β-ヒドロキシ酪酸の総称である。健常時,尿中にケトン体はほぼ含まれない。しかし,糖尿病の状態悪化時や厳しい糖質制限などによりケトーシスに陥った症例ではケトン体が多量に産生されることで尿中に排出され,ケトン尿になる。
- 糖尿病症例において尿中のケトン体濃度を定性的に評価することは,症例がケトーシスを起こしているかどうかの指標として有用である。
- 尿試験紙に尿ではなく血漿を滴下することでも同様の反応を引き起こすことができるため,臨床現場では血漿を用いて簡易的にケトーシスを疑うことができる(図4-13)。
- ※検査会社の保証する手法ではないので,実施や判断には注意すること。
- 犬・猫でケトン体濃度が150〜160 mg/dLを超えると強陽性(+++など)とされる。

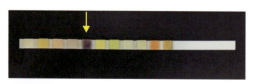

図4-13 血漿を用いた検査
ケトーシスの猫の血漿を尿試験紙のケトン体測定用の試薬パッド(矢印)に滴下し,1分経過したところ。紫色(+++)を呈し,本症例がケトーシスであると疑うことができる。

●尿のケトン臭

- ケトン体のうちアセトンは揮発性のため,尿の臭いとして感じやすい。重度のケトーシスの際に認められるアセトン臭は呼気で有名であるが,尿からも感じられる。
- 「甘ったるい」,「甘酸っぱい」,「果物(リンゴ)が腐った臭い」などと称されることが多い。

●測定方法

- アセト酢酸はアセトンに変化しやすいため,アセトンとアセト酢酸の両者に反応するニトロプルシドナトリウムを用いる(アルカリ性条件で,ニトロプルシドナトリウムはアセトンと反応して紫紅色の色素複合体に変化する)。

> ⚠ **注意点**

- ケトン体のうち,β-ヒドロキシ酪酸はケト基をもっていないことからニトロプルシドと反応しない。そのため,この方法ではβ-ヒドロキシ酪酸を検出できない(図4-14)。
- 糖尿病の際に血中・尿中に認められるケトン体の大部分はβ-ヒドロキシ酪酸であるため,この点には注意が必要である。
- ケトン尿の干渉要因について(表4-10)[1-5]に示す。

偽陰性

- アセトンは揮発性のため，尿サンプルを放置するとケトン体が尿中から揮発して偽陰性になることがある。
- 細菌尿の場合，放置すると細菌がケトン体を基質として消費してしまい，偽陰性になることがある。

■ 参考文献
1. 竹村直之 監訳．イヌとネコの尿検査—方法と解釈の実際—．ファームプレス，2014．
2. Gregory CR. Urinary System. In：Duncan and Prasse's Veterinary Laboratory Medicine Clinical Pathology. 4 ed. Latimer KS, Mahaffey EA, Prasse KW, et al, ed. Wiley-Blackwell, 2003, p. 231-259.
3. Osborne CA, Stevens JB. Urinalysis A Clinical Guide to Compassionate Patient Care. Bayer Corporation, 1999.
4. Stockham SL, Scott MA. Urinary system. In：Fundamentals of Veterinary Clinical Pathology. 2 ed. Wiley-Blackwell, 2008, p. 415-494.
5. Wamsley HL, Alleman R. Complete urinalysis. In：BSAVA Manual of Canine and Feline Nephrology and Urology. 2 ed. Elliott J, Grauer GF, ed. British Small Animal Veterinary Association, 2007, p. 87-116.

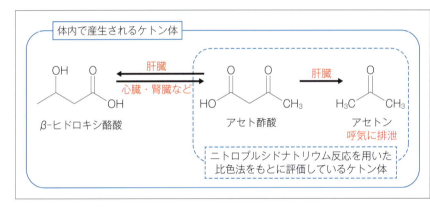

図 4-14　ケトン体の評価

この評価法では β-ヒドロキシ酪酸は測定できない。一般にはどれかのケトン体だけが特別に増えてしまうことはないのでこの評価法でも問題はないが，測定している物質がケトン体全体ではないことには注意が必要である。

表 4-10　ケトン尿の鑑別・干渉要因

文献 1～5 より引用・改変

判定		鑑別・干渉要因
陽性	ケトーシス	○ 泌乳 ○ 糖尿病 ○ 長時間の食欲不振 ○ 飢餓（特に若い動物） ○ 極度な運動（耐久レースに出走するなど）
	食事	低炭水化物食（高脂肪，高蛋白）
	低血糖	○ インスリノーマ ○ 敗血症
偽陽性		○ 色素性尿（赤色尿） 　血尿，ヘモグロビン尿，フェノールスルホンフタレイン試験を行った後の尿 ○ レボドパ製剤の代謝産物（まれ） ○ 高度に濃縮された酸性尿（痕跡反応） ○ スルフヒドリン系複合体（カプトプリル，シスチン）
偽陰性		○ β-ヒドロキシ酪酸の存在（尿試験紙検査では検出されない） ○ 長時間の放置（アセトンの揮発） ○ 湿気に長時間曝露された試薬パッド ○ 細菌尿（アセト酢酸は細菌によって消費される）

蛋白尿

●定義・臨床的意義

尿中蛋白質

- 蛋白尿は腎前性，腎性，腎後性の原因が考えられ，その鑑別疾患は多岐にわたる。
- 尿試験紙の蛋白尿は単純に尿中の蛋白質濃度に依存する。蛋白尿の程度は尿の濃縮率に影響を受けるため，正確な判断は尿中クレアチニン濃度との比率（尿中蛋白/クレアチニン比：UPC）によって求められる。
- 尿中蛋白質は，理由によってアルブミン以外にも様々な蛋白質がありうる。

尿中アルブミン

- 健常な動物では，アルブミンは糸球体からほとんど濾過されない。漏出したものも，近位尿細管でほぼ完全に再吸収される。
- 尿中でアルブミンが検出される場合，以下のどちらかが考えられる。
  - ▶ 糸球体からの漏出（糸球体疾患，高血圧など）
  - ▶ 出血による尿中への血漿成分の混入
- 尿中蛋白質と同様に，尿の濃縮率に影響を受けるため，正確な評価は尿中クレアチニン濃度との比率（尿中微量アルブミン/クレアチニン比：UAC）によって求められる。

●測定方法

- 尿試験紙では pH 指示薬であるテトラブロムフェノールブルー（TBPB）を用い，指示薬が蛋白質と結合すると変色することを利用しているものが多い。

注意点

- この手法では，主にアルブミンが検出され，ベンス・ジョーンズ蛋白，グロブリンなどの低分子の蛋白質は検出されにくい。
- 尿試験紙における陰性では，通常はアルブミンとして 30 mg/dL 未満である（検出限界）。
- 尿中アルブミン濃度の基準値は＜10 mg/dL であるため，偽陰性を生じる可能性がある。
- 蛋白尿に関しては以下のような特性があるため，十分な注意が必要である（表 4-11）[1-5]。
  - ▶ 濃縮尿や色素性尿では偽陽性になりやすい。
  - ▶ 酸性尿は偽陰性，アルカリ尿は偽陽性になりやすい。
  - ▶ 猫では偽陰性・偽陽性が生じやすい。

鑑別疾患

- 尿試験紙において尿中蛋白質，尿中アルブミンが＋以上であった場合，UPC・UAC の測定を外注し，正確な評価を行う。
- 病的な蛋白尿が生じていると判断した場合は原因疾患の鑑別を行う必要がある（表 4-12）[6]。

次に行うべき検査

- 必要に応じて，外注検査による UPC，

66

表 4-11 蛋白尿の干渉要因

文献1〜5より引用・改変

判定	干渉要因
偽陽性	○ 濃縮尿(猫) ○ 高度のアルカリ尿 ○ クロルヘキシジン(皮膚の洗浄剤) ○ 代用血液製剤(Oxyglobin®) ○ 高度に着色した尿(色素性尿) ○ フェナゾピリジン(尿路の鎮痛薬) ○ 消毒薬(四級アンモニウム複合体) ○ サンプルに長時間浸した試薬パッド(尿試験紙からの試薬の流出) ○ 強力な緩衝剤が添加された尿
偽陰性	○ 酸性尿 ○ アルブミン以外の蛋白質の存在(検出されたりされなかったりする) ○ アルブミン濃度 <30 mg/dL(微量アルブミン尿を含む) ○ pH の低下(偽陰性)

UAC の定量的な測定もあわせて考慮する(詳細は「UPC・UAC」の項を参照)。

■参考文献

1. 竹村直之 監訳. イヌとネコの尿検査―方法と解釈の実際―. ファームプレス, 2014.
2. Gregory CR. Urinary System. In：Duncan and Prasse's Veterinary Laboratory Medicine Clinical Pathology. 4 ed. Latimer KS, Mahaffey EA, Prasse KW, et al, ed. Wiley-Blackwell, 2003, p. 231-259.
3. Stockham SL, Scott MA. Urinary system. In：Fundamentals of Veterinary Clinical Pathology. 2 ed. Wiley-Blackwell, 2008, p. 415-494.
4. Strasinger SK, Di-Lorenzo MS. Urinalysis and Body Fluids. 5 ed. F.A. Davis Company, 2007, p. 53-80.
5. Wamsley HL, Alleman R. Complete urinalysis. In：BSAVA Manual of Canine and Feline Nephrology and Urology. 2 ed. Elliott J, Grauer GF, ed. British Small Animal Veterinary Association, 2007, p. 87-116.
6. Harley L, Langston C. Proteinuria in dogs and cats. Can Vet J. 2012；53(6)：631-8.

表 4-12 蛋白尿の鑑別疾患

SLE：全身性エリテマトーデス　IBD：炎症性腸疾患
文献6より引用・改変

腎性	腎前性
○ 急性腎障害 ○ CKD ○ 糸球体疾患 ○ 急性膵炎 ○ ウイルス性疾患 ○ 薬物 ○ 全身性高血圧 ○ 糖尿病 ○ 副腎皮質機能亢進症(犬) ○ 甲状腺機能亢進症(猫) ○ 免疫介在性疾患(犬) SLE, 免疫介在性溶血性貧血, 多発性関節炎, 肝炎 ○ 遺伝性疾患 ○ ダニ媒介性疾患(犬) ○ レプトスピラ症(犬) ○ 心内膜炎 ○ 犬糸状虫症 ○ 外因性グルココルチコイドの使用 ○ あらゆる重度の炎症性疾患 (犬)IBD, 皮膚科, 歯科, 新生物, 感染症 (猫)新生物, 感染症	○ 多発性骨髄腫 ○ 全身性高血圧 ○ 薬物 ○ 急性膵炎 ○ 副腎皮質機能亢進症(犬) ○ 甲状腺機能亢進症(猫) **腎後性** ○ 下部尿路疾患 ○ 生殖器疾患 **生理的蛋白尿** ○ 過度な運動 ○ 発作 ○ 発熱 ○ 極端な温度変化 ○ ストレス **その他** ○ 精液混入 ○ 血液混入 ○ 操作ミス

潜血尿

●定義

- 尿に血の成分が混じっている状態を潜血尿という。
- 赤血球成分が含まれる場合は血尿と呼び，ヘモグロビン(血色素)のみ認められ，赤血球が細胞として存在する証拠が見当たらない場合はヘモグロビン尿(血色素尿)と呼ぶ。
- 筋肉中に豊富に含まれるヘム蛋白質としてミオグロビンがある。まれだが，何らかの理由で多くの筋肉が破壊された際，血漿中に放出されたミオグロビンが尿中へ排泄されることがある。これをミオグロビン尿と呼ぶ。
- ミオグロビンの方がヘモグロビンより濃い赤褐色を示すが，尿によって希釈されている状況では見分けることが難しい。また，尿試験紙の潜血反応では上記の3種類の赤色尿のどれもが陽性を示す。

●臨床的意義

- 血尿は尿路のどこかでの出血(腎性または腎後性)を示唆する。
- ヘモグロビン尿は，血尿と同様に尿路のどこかでの出血の可能性を示唆するとともに，溶血によるヘモグロビンの血漿中への放出(腎前性の赤血球の破壊)を反映していることもある。
- 腎前性に溶血が起きた後，遊離したヘモグロビン量がハプトグロビンとの結合能を超えた場合に糸球体から濾過される。尿細管の再吸収能を超えて濾過されると，ヘモグロビン尿となる。

●測定方法

- 潜血反応は，赤血球中のヘモグロビンやミオグロビンのもつペルオキシダーゼ(POD)様活性を利用して検出する(図4-15)。そのため，血尿だけではなくヘモグロビン尿やミオグロビン尿であっても陽性になる。
- 尿試験紙は約5〜15個/μLの赤血球が尿に存在すれば陽性になるとされる。
- 赤血球の崩壊がほとんどなければ，遠心分離後の尿の上清は淡黄色になることもある。しかし血尿であっても，多くの場合は蓄尿時に尿中で赤血球が壊れるため，上清も赤色になる。真の血色素尿との区別のために，尿沈渣中の赤血球の観察が必要である(図4-16)。
- 一般的に，尿沈渣検査で赤血球数が5個/HPF(High power field：対物レンズ40倍

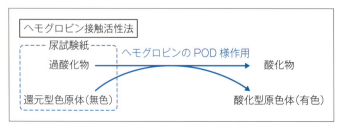

図4-15 潜血反応の測定原理

視野)以上の場合を血尿と呼び，下回る場合をヘモグロビン尿と呼ぶ。
- 潜血陽性ならびに赤色尿の鑑別について表 4-13[1-3] と図 4-17 に示す。
- 希釈尿やアルカリ尿では溶血が促進されるためヘモグロビン尿となり，潜血反応は偽陽性になることがある。
- 潜血の干渉要因について(表 4-14)[1-3] に示す。

鑑別疾患

- ヘモグロビン尿は免疫介在性貧血，播種性血管内凝固症候群(DIC)，犬糸状虫症，脾捻転，赤血球脆弱症，低リン血症などによって認められる。
- ミオグロビン尿は筋肉の重度の損傷を示し，外傷，痙攣，過度な運動，筋炎，熱傷などで認められる。

注意点

- 尿中に還元作用のある物質が存在すると潜血反応は偽陰性になる。

次に行うべき検査

- 腎前性・腎性・腎後性のどれを原因とする潜血尿なのかを見極め，追加検査を行う。
- 腎前性が疑わしければ溶血性疾患を引き起こす疾患群を念頭に置いたスクリーニング検査，腎性が疑わしければ腎臓病や腎性出血にかかわる検査，腎後性が疑わしければ下部尿路疾患にかかわる検査を行う。
- まれだが凝固異常による可能性も検討し，必要に応じて凝固系検査を行う。

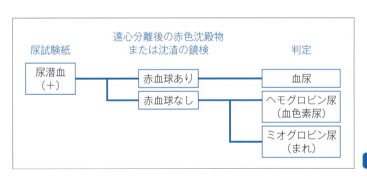

図 4-16 潜血尿の区別

表 4-13 潜血陽性と赤色尿の鑑別

文献 1～3 より引用・改変

状態	尿 色調	尿 尿試験紙	尿 鏡検	血漿 色調	追加データ CBC／血液化学検査
血尿	淡赤色・赤色・褐色	潜血±蛋白質	多数の赤血球	正常	±貧血
ヘモグロビン尿	淡赤色・赤色・褐色	潜血±蛋白質	赤血球は認められないまたは少量 / ときおり着色した円柱	正常〜赤色	PCV 低下／貧血
ミオグロビン尿	赤色・褐色	潜血±蛋白質	赤血球は認められないまたは少量 / ときおり褐色の円柱	正常〜赤色	CK↑ AST↑

■参考文献
1. Stockham SL, Scott MA. Urinary system. In：Fundamentals of Veterinary Clinical Pathology. 2 ed. Wiley-Blackwell, 2008, p. 415-494.
2. Strasinger SK, Di-Lorenzo MS. Urinalysis and Body Fluids. 5 ed. F.A. Davis Company, 2007, p. 53-80.
3. Wamsley HL, Alleman R. Complete urinalysis. In：BSAVA Manual of Canine and Feline Nephrology and Urology. 2 ed. Elliott J, Grauer GF, ed. British Small Animal Veterinary Association, 2007, p. 87-116.

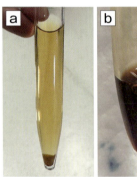
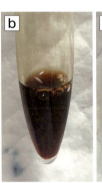
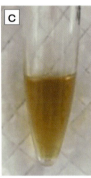

図 4-17　潜血尿の肉眼所見
a：遠心分離後の血尿。上清はほとんど赤色を呈さない。
b：ヘモグロビン尿。上清は遠心分離後も赤褐色である。
c：ミオグロビン尿。ヘモグロビン尿よりも暗赤色といわれているが，実際には色調から両者を見分けるのは難しい。

表 4-14　潜血の干渉要因
文献 1～3 より引用・改変

判定	干渉要因
偽陽性	○ 酸化剤 　過酸化水素，次亜塩素酸塩（塩素系消毒液） ○ 著しいビリルビン尿（ビリルビン濃度 >64 mg/dL） ○ 多量の臭化物またはヨウ化物 ○ 泌尿器以外からの出血 ○ 消化されたヘモグロビンの混入（ノミの糞など） ○ 細菌性または白血球 POD の存在
偽陰性	○ 十分に混和されていないサンプル ○ 試薬パッド上での赤血球の溶解不全 ○ 尿比重の上昇

白血球

●臨床的意義

○ 尿中に含まれる白血球は，腎性もしくは腎後性に何らかの炎症がある可能性を示す。
○ 尿試験紙の結果のみならず，尿沈渣検査とあわせて評価し，白血球の種類や状態，数を正確に把握することが診断に重要である。

●測定方法

○ 尿試験紙では，ジアゾカップリング反応を利用して白血球のエステラーゼ活性を検出している。
○ 尿試験紙に含まれる基質が白血球のエステラーゼによって加水分解される。それがジアゾニウム塩とカップリングしてアゾ色素を生成する。

⚠ 注意点

○ 一般的に $10 \sim 25$ 個/μL の白血球が尿に存在すれば陽性になるとされるが，エステラーゼ活性の枯渇した白血球では反応性は落ちる。
○ 私見では，尿試験紙による白血球検出の精度は高くないため，参考程度に留め，尿沈渣検査の結果を信頼すべきである。
○ 白血球の干渉要因について表 4-15 に示す。

表 4-15 白血球の干渉要因

判定	干渉要因
偽陽性	○ ホルムアルデヒド ○ 低張尿 ○ アルカリ尿 ○ 尿サンプルの放置（エステラーゼの漏出）
偽陰性	○ エステラーゼ活性を有しない白血球には反応しないため，好酸球やリンパ球増加では偽陰性となる ○ 著しい蛋白尿，尿糖 ○ 薬物 　セファレキシン，テトラサイクリンなど ○ 膣からの分泌物による汚染 ○ 尿サンプルの長時間の放置（エステラーゼの失活）

亜硝酸塩

●臨床的意義

- グラム陰性桿菌は尿中の硝酸塩を還元して亜硝酸塩を産生する。この特徴から，尿中亜硝酸塩は細菌尿の指標として用いられる。
- 尿試験紙の結果のみならず，尿沈渣検査や尿培養検査の結果とあわせて評価し，感染の状況を正確に把握することが診断に重要である。

●測定方法

- 尿試験紙中のアミン化合物とのジアゾカップリング反応によりアゾ色素を生成し，検出される。

⚠ 注意点

- 一般的に 1×10^5/mL 以上の細菌が尿に存在すれば陽性になるとされるが，以下のような場合は偽陰性になることに注意が必要である。
  - ▶ 硝酸塩を多く含む食物を摂取していない場合(特に野菜に多く含まれる)
  - ▶ 細菌が亜硝酸塩を産生する十分な時間蓄尿されていない場合(4時間程度必要と考えられている)
  - ▶ グラム陰性桿菌以外の細菌が感染している場合
- 私見では，尿試験紙による亜硝酸塩検出の精度は高くないため，参考程度に留め，尿沈渣検査の結果を信頼すべきである。
- 亜硝酸塩の干渉要因について**表 4-16**に示す。

表 4-16 亜硝酸塩の干渉要因

判定	干渉要因
偽陽性	○ フェナゾピリジン
偽陰性	○ 食事性(野菜などの硝酸塩を含む食物の摂取不足) ○ 蓄尿時間が短い ○ グラム陰性桿菌以外の細菌感染 ○ アスコルビン酸 ○ 高比重尿 ○ 尿サンプルの長時間の放置(NO へ分解される)

尿沈渣検査─総論

●概要

○ 尿沈渣検査は，低侵襲で実施できる形態学的検査として重要である。

○ 簡便で費用も安価だが，尿中の有形成分を顕微鏡下で質的・量的に観察して尿試験紙検査の結果とあわせて評価することで，腎泌尿器疾患，また全身性の疾患の補助診断や治療効果の判定，病態把握に役立てられる。

●臨床的意義

○ 尿沈渣検査では，尿中の成分である上皮細胞，血球，円柱，結晶，微生物の観察をする。尿沈渣検査の結果単独で病態を把握するのではなく，尿定性検査(尿蛋白，潜血反応など)や生化学的な検査(血液化学検査)などの臨床検査と組み合わせる必要がある。

●ウェットマウント法

無染色標本の観察

○ 無染色標本の場合はコンデンサーを下げ，光量を抑えて観察する。コンデンサーを下げると尿中の構成成分の輪郭がくっきりと現れる(Part2 Chapter4 図4-8 を参照)。

○ まず，対物レンズ10倍視野(Low power field：LPF)で尿円柱，結晶を観察する。次に対物レンズ40倍視野(HPF)で以下の構造物を観察する。

▶ 細菌：数の概算(少数，多数など)

▶ 円柱：円柱の種類と数(なし，少数，中程度数，多数など)

▶ 赤血球：HPF における数を測定する。健常な場合0〜5個/HPF

▶ 白血球：HPF における数を測定する。健常な場合0〜5個/HPF

▶ 粘液糸：健常な場合(−)〜(＋)

▶ 脂肪滴：健常な場合(−)〜(＋)

▶ 寄生虫，真菌：分類と形態観察

▶ 精子：健常な場合(−)〜(＋)

染色標本の観察

○ 染色標本の場合はコンデンサーを上げ，光量も上げる必要がある。

○ 染色標本では，LPF，HPF において細胞の分類および病原体の観察を行う。

○ 円柱や結晶は無染色標本でみた方がよいが，円柱の中でも顆粒円柱は染色標本の方がみやすい。

○ 染色標本での観察項目およびみえ方は，Chapter3 表3-3 を参照されたい。

●ドライマウント法

○ 1〜それ以上の枚数の沈渣標本を風乾し，ロマノフスキー染色(ギムザ染色，ライト・ギムザ染色)を行う。この染色法は，血球，上皮細胞(腫瘍か否か)，病原体の観察に適している。

4

評価と対応｜尿沈渣検査

注意点

- 尿沈渣検査ではウェットマウント法で判断がつかないことも多い。そのような場合は，ドライマウント標本としてライト・ギムザ染色を施すと，診断に役立つ。
- ドライマウント法は細胞成分の検出には有効であるが，結晶は検出できないため注意する。
- 臨床現場ではその他の臨床検査と組み合わせることで有効な判断材料となるため，尿検査をする際には尿試験紙検査に加えて尿沈渣を確認することが重要である。

●評価項目

- 顕微鏡で観察できる尿沈渣成分は，細胞成分，円柱，結晶，脂肪滴，病原体である。
- 細胞成分は血球(赤血球，白血球)と上皮細胞に分類される。上皮細胞は，腎臓，尿管，子宮，膀胱，尿道，腎盂由来で，腎尿細管上皮細胞，扁平上皮細胞，移行上皮細胞があるが，扁平上皮細胞以外は形態から由来を特定することは困難である。

赤血球

●定義

- 赤血球は尿の浸透圧（尿比重）やpH，また細菌の存在によって様々な形態をとる。
- 尿比重が1.010～1.020の範囲であれば，赤血球は中程度に屈折性のある無核で円盤状の構造物として存在し，標本上では直径6～7 μmで，中心のやや凹んだ円形にみえる（図4-18）。

●評価

- 5 mLの尿が採取できたと仮定して，その尿沈渣を対物レンズ40倍で観察し，1視野に5個以上の赤血球がみられるとき（＞5個/HPF），「血尿」と判断する（図4-19）。

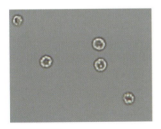

図4-18 赤血球
赤血球は中心が凹んだ形態をしている。

鑑別疾患

- 多数の赤血球が尿沈渣中にみられた場合，尿路（自然排尿の場合は尿生殖器）の出血，炎症，壊死，外傷，腫瘍が原因として挙げられる。

飼い主に確認すること

- 日常的に肉眼的な血尿がみられないか，みられる場合は徴候がいつから出現しているか，排尿の頻度，疼痛の有無など，詳細な問診を実施する。

次に行うべき検査

- カテーテル採尿や膀胱穿刺で採取した尿中には少数～多数の赤血球がみられる。
- これらの医原性の可能性を否定するためには，まず自然排尿によって得た尿の沈渣を確認することが推奨される。
- 医原性の可能性が否定できた場合は，画像検査などを実施する。

注意点

- 長時間尿にさらされた赤血球は，中身のヘモグロビンが周囲に漏出して失われるため，色が抜けて透明にみえる（ゴースト細胞）。
- 赤血球の形態は尿の濃縮度によっても異なる。濃縮尿の中では脱水によって小型化し，金平糖のような棘をもつようになる。一方で希釈尿の中では大型化し，膨張して球状になる。
- アルカリ尿や尿比重が 1.008 よりも低い場合は溶血し，ゴースト細胞として存在する。
- 脂肪滴，酵母，非晶性尿酸塩と間違われる可能性がある。脂肪滴・酵母との鑑別点については，各項目を参照されたい。尿酸塩は，赤血球よりも濃い色（濃茶色）を呈しているところが鑑別点である。

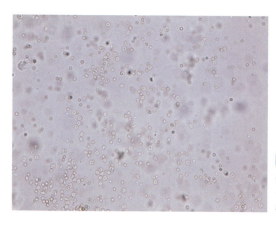

図 4-19 血尿
健常では赤血球は ≦ 5 個/HPF である。膀胱穿刺やカテーテル採尿時の機械的傷害がないにもかかわらず，標本に赤血球が多数みられれば血尿を示唆する。

脂肪滴

●定義

- 赤血球と間違えやすく，赤血球は顕微鏡のステージを上下させることで中心の凹みがみえるが，脂肪滴はそれがみえない点から鑑別する（図 4-20）。また，脂肪滴は標本上でも浮いて存在するため，顕微鏡で観察する際に沈渣物質と焦点があわないことが多い。
- 確実に鑑別したいのであればズダン染色などの脂肪染色をするのも1つの手である。

●評価

- 病原性はない。
- 猫の尿では一般的にみられる。

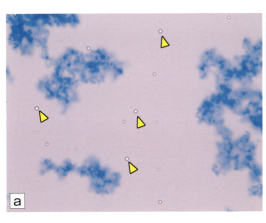
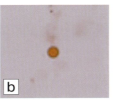

図 4-20　脂肪滴
a：Sternheimer 染色標本。脂肪滴には中心に凹みがない。
b：ズダン染色標本。脂肪滴はズダン染色などの脂肪染色によりオレンジ色に染色される。

白血球

●定義

- 尿沈渣検査でみられる白血球は，ほとんどが好中球である。
- 好中球は直径 10～14 μm で，赤血球の約 1.5～2 倍の大きさであり，移行上皮細胞よりは小さい（図 4-21）。
- 濃縮尿中では好中球は収縮し，薄い尿中では好中球は膨化する。
- 変性好中球は，水分バランスの均衡がとれなくなった結果，水腫性変性を起こした好中球である。細胞は変性すると，核が膨化して太くなり，通常は濃紫色に染色されるところ，染色性が薄れ，淡好酸性に染色される。したがって，変性好中球は大型の桿状核好中球のようにみえる。

●評価

- 好中球が多数尿中にみられた場合は，まずは細菌感染を疑う。細菌感染の指標は細胞質内の細菌を検出することであるが，通常，ウェットマウント標本では（無染色標本では特に，また Sternheimer 染色標本でも）細胞質内細菌の検出は困難である。その場合は，ドライマウント標本を作製し，ライト・ギムザ染色をすると細胞質内に貪食された細菌を検出しやすい（図 4-22）。
- 白血球の出現が異常かどうかの判断は，5 mL の尿が採取できたと仮定して，その尿沈渣を対物レンズ 40 倍で観察し，1 視野の白血球数で評価する（白血球の個数/HPF）。

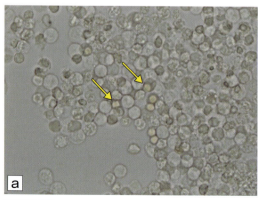 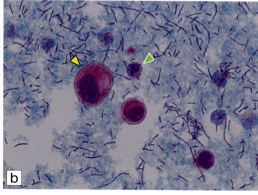

図 4-21 白血球
a：無染色標本。白血球は赤血球（淡黄色の細胞，矢印）の 1.5～2 倍の大きさである。
b：Sternheimer 染色標本。白血球（緑矢頭）は移行上皮細胞（黄矢頭）よりも小さい。

- 健常とされる尿中の白血球数は，膀胱穿刺尿で0〜3個/HPF，カテーテル採尿で0〜5個/HPF，自然排尿(中間尿)で0〜8個/HPFである。
- 白血球が尿中にある程度増加している場合は「膿尿」と表現し，感染性，非感染性の炎症反応を示唆する(図4-23)。

鑑別疾患

- 感染性の場合は細菌感染，非感染性の場合は結石や腫瘍に伴って出現している可能性が考えられる。
- 自然排尿の場合は特に，さらにカテーテル採尿であっても生殖器からのコンタミネーションの可能性がある。

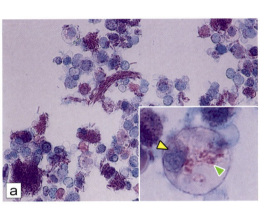
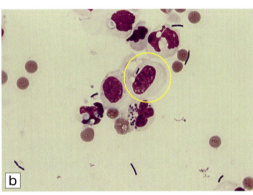

図4-22 細菌尿
a：ウェットマウント標本。楕円形に青色に染色される部分が好中球の核(黄矢頭)で，ピンク色の小型環状構造物は細菌(緑矢頭)である。ウェットマウント標本では細胞内に細菌を確認することが容易ではない。
b：ドライマウント標本。ドライマウント標本では，特に炎症細胞内の細菌が検出しやすい。円で囲んだ構造物は膨化した好中球で，細胞質に桿菌がみられる。

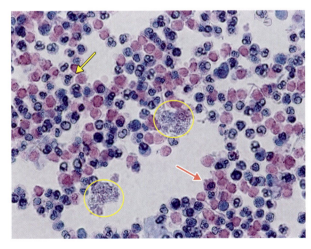

図4-23 膿尿
好中球は核が分葉していることから検出しやすい(黄矢印)。生存している好中球は染色されないことが多い。円で囲んだ構造物は細菌塊である。多数の好中球がみられた場合は膿尿であり，それに加えて好中球内に細菌が観察された場合(赤矢印)には細菌性膀胱炎と診断できる。

飼い主に確認すること

- 頻尿や排尿時の疼痛など，膀胱炎の症状がみられないか，詳細な問診を実施する。

次に行うべき検査

- 臨床症状と「膿尿」が合致しない場合は膀胱穿刺を行って，生殖器からのコンタミネーションを否定する必要がある。
- 細菌が同時に確認された場合は細菌感染による膿尿と判断できるが，ウェットマウント標本では細菌は白血球よりも検出しにくい。この場合，ドライマウント標本を作製しライト・ギムザ染色を施すと，細菌が検出しやすくなる。
- 細菌が検出できない場合でも感染の否定はできないため，「膿尿」がみられた場合は常に尿培養検査および薬剤感受性試験の実施が推奨される。
- 画像検査などにより，結石や腫瘍などの感染以外の原因を精査する。

注意点

- 核が確認できる場合は好中球であると分かるが，そうでない場合は2～10％の酢酸を加えると核がはっきりとみえやすい（赤血球は壊れる）。
- 特に無染色標本で観察すると，変性した好中球の場合は核および細胞質が膨化して大きくみえるため，移行上皮細胞との区別が困難である（図4-24）。
- 白血球の観察時には，白血球はアルカリ尿や低張尿では即座に溶解すること，また採尿後室温で1時間放置すると，白血球数は本来の約50％になるというように，尿の性状で数が変化することに注意する。
- 「膿尿」がみられた場合でも，すべてが膀胱炎ということではない。もし白血球が円柱に混在して白血球円柱を形成していた場合，炎症は尿細管にあるといえる。
- 尿試験紙での白血球検出は，犬では感度が低く，猫では特異度が低い（白血球が出現していなくても陽性になることがある）ため，尿検査を行う際には必ず顕微鏡での尿沈渣検査を推奨する。

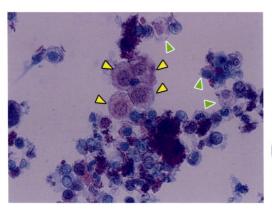

図4-24　変性した好中球
好中球（緑矢頭）は変性すると核および細胞質が膨化して上皮細胞（黄矢頭）に類似した形状を呈し，好中球として判断することが難しくなる。

上皮細胞

●定義

- 上皮細胞は，少数であれば健常動物の尿中にもみられ，尿生殖器における老化した細胞が脱落したものである。
- 上皮細胞はその起源により腎尿細管上皮細胞，扁平上皮細胞，移行上皮細胞の3つに分類される。

腎尿細管上皮細胞

- 腎尿細管上皮細胞は小型立方体を呈する。
- 尿沈渣中に出現することはほとんどない。

扁平上皮細胞

- 尿道または膣の内壁に由来し，健常動物の尿中でも存在する。
- 扁平上皮細胞は尿沈渣でみられる細胞の中で最も大きい。核は単核で，細胞質は豊富である。
- 大量に存在しなければ病的な意義はない。

移行上皮細胞（尿路上皮細胞）

- 移行上皮細胞は，尿道，膀胱，尿管および腎盂領域に存在する。前立腺の一部も移行上皮細胞で裏打ちされている。
- 健常動物であれば，扁平上皮細胞よりも尿沈渣への出現頻度は低い。
- 移行上皮細胞は扁平上皮細胞よりも小型で，腎尿細管上皮細胞よりも大型である。円形〜楕円形〜有尾状〜多角形を呈する。

鑑別疾患

- 尿沈渣に移行上皮細胞が増加する場合，ポリープや感染性・非感染性の炎症に伴う過形成もしくは腫瘍を疑う。

飼い主に確認すること

- 頻尿や排尿時の疼痛など，膀胱炎の症状がみられないか，詳細な問診を実施する。

次に行うべき検査

- 過形成か腫瘍か，といった評価はウェットマウント標本では難しいため（図 4-25），尿沈渣内に上皮細胞が多数みられた場合はドライマウント標本を作製し，ライト・ギムザ染色を施すことを推奨する。
- ライト・ギムザ染色標本では細胞の異型性を確認することで腫瘍か否かの判断をする（図 4-26）。
- 画像検査を行い，膀胱内のポリープや尿路系腫瘍の有無を確認する。

4

評価と対応｜尿沈渣検査

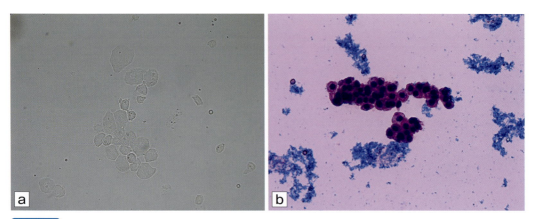

図 4-25 上皮細胞

a：無染色標本。上皮細胞は無色で検出しづらい。
b：染色標本。Sternheimer 染色により核は紫色に，細胞質は淡赤色に染色されるため，検出しやすい。しかし，Sternheimer 染色では上皮細胞の悪性度の評価が困難なことも多い。

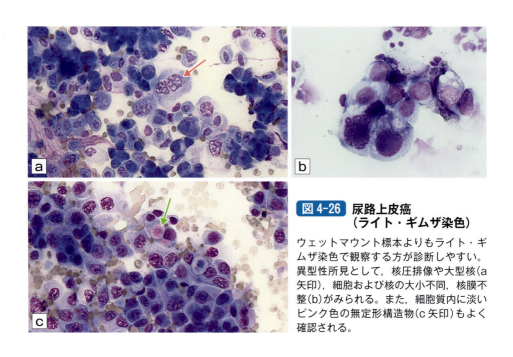

図 4-26 尿路上皮癌（ライト・ギムザ染色）

ウェットマウント標本よりもライト・ギムザ染色で観察する方が診断しやすい。異型性所見として，核圧排像や大型核（a 矢印），細胞および核の大小不同，核膜不整（b）がみられる。また，細胞質内に淡いピンク色の無定形構造物（c 矢印）もよく確認される。

⚠ 注意点

- 炎症があると上皮細胞の反応性過形成が起き，その際に観察される上皮細胞には細胞や核の大小不同がみられるなど，異型性所見も伴う。このため，過形成か腫瘍かを判別することが困難なこともある。
- 画像検査で尿路系の腫瘍が疑われた場合は尿沈渣に異型細胞があるかどうかを確認する。異型細胞がみられない場合は，超音波ガイド下で腫瘍部分までカテーテルを誘導し，吸引することで目的の細胞がより採取できる。
- 尿路上皮の腫瘍では形態に異型性を呈さないタイプもあるため，細胞診標本で形態学的に腫瘍と診断できない場合は，*BRAF*遺伝子変異検査など，さらに追究した検査を行うことが正しい診断への近道である。*BRAF*遺伝子変異検査は，犬の移行上皮癌を検出する感度が60～70％，特異度が100％といわれている（「*BRAF*遺伝子変異検査」の項を参照）。

精子

●定義

- 精子は卵円形の頭部に鞭毛が付着している（図4-27［図4-37も参照］）。
- 尿沈渣中では運動性を呈することはまれである。

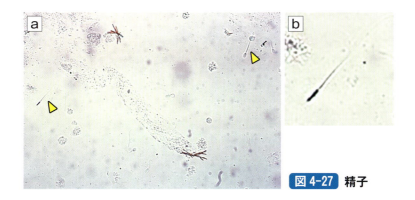

図4-27 精子

円柱

●定義

○ 尿円柱は尿細管で形成される円柱状の構造物である。

○ 主に尿細管のヘンレわな，遠位尿細管，集合管から分泌される蛋白である Tamm-Horsfall ムコ蛋白を基質として形成される。

○ 円柱は正常な尿にはない，もしくは非常に少数しか存在しない。

○ 円柱は尿細管の障害を示唆するが，重症度との相関はない。

●評価

○ 円柱は中程度に濃縮された尿の沈渣を鏡検したとき，低倍率視野で 1 ～ 2 個であれば問題はないが，その数を超えると病的なものと考えた方がよい。

○ 円柱は尿がより酸性のときに遠位尿細管で形成され，アルカリ尿のときは溶解する。

硝子円柱（図 4-28a）

○ 均一無構造で，構成成分のほとんどが Tamm-Horsfall ムコ蛋白である。

○ 円柱の形態は様々であるが，通常先端は丸みを帯びている。

○ Sternheimer 染色標本では淡い青色に染色される。

○ 硝子円柱は腎臓および腎外の原因で生じた蛋白尿（アルブミンおよびその他の蛋白）が Tamm-Horsfall ムコ蛋白の沈殿を助長して形成されるといわれている。

上皮円柱（図 4-28b）

○ 硝子円柱に上皮が付着した円柱は上皮円柱と呼ばれる。

○ 上皮細胞は，梗塞，虚血，腎毒性物質，急性腎炎（例：レプトスピラ症），腎盂腎炎などで障害を受けた尿細管上皮が変性したものである。

○ 上皮円柱の上皮細胞の変性が進むと顆粒状になり顆粒円柱と呼ばれる。

顆粒円柱（図 4-29）

○ 顆粒円柱の顆粒は，最初は粗い顆粒状であるが，変性が進行すると微細顆粒状に変化する。

○ 顆粒円柱は主に上皮細胞の変性によるものであるが，硝子円柱に付着した白血球や，糸球体の透過性が低下して Tamm-Horsfall ムコ蛋白中に凝結した血漿蛋白，さらにはまれではあるが細菌，ある種の結晶，ヘモグロビンなどが変性しても生じる。

ロウ様円柱（図 4-30）

○ 微細顆粒円柱がさらに変性，脱水して均一無構造になったものはロウ様円柱と呼ばれる。

○ 長期間にわたる尿細管腔の局所的閉塞と無尿を示し，腎炎末期にみられるので，予後不良の徴とされている。

○ 無染色標本ではロウ様円柱は透明なため，硝子円柱と鑑別するのは困難なこともある。このような場合には，形態学的特徴（硝子円柱の先端は丸みを帯びるが，ロウ

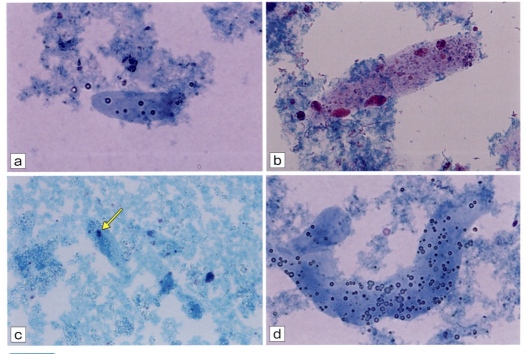

図 4-28 尿円柱
a：硝子円柱　b：上皮円柱　c：白血球円柱　d：脂肪円柱
硝子円柱が上皮細胞を一定数含めば上皮円柱，白血球を一定数含めば白血球円柱，脂肪を一定数含めば脂肪円柱と呼ばれる。

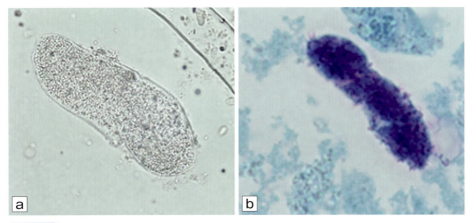

図 4-29 顆粒円柱
a：無染色標本。表面がざらざらとした小粒子で覆われる円柱として観察される。
b：染色標本（Sternheimer 染色）。赤紫色に染色されるため，非常に検出しやすい。

様円柱の先端は四角い)や，Sternheimer染色標本での染色性の違い(硝子円柱は淡青色だが，ロウ様円柱はピンク色)に注目することで，鑑別できる。

その他の円柱

- 円柱は上記の他，硝子円柱に付着する細胞成分の違いで赤血球円柱，白血球円柱，脂肪円柱，偽円柱と分類される。
- 赤血球および白血球円柱(図 4-28c)：腎臓・尿細管内のどこかで出血があるか，炎症が起きていることを意味する。
- 脂肪円柱(図 4-28d)：変性上皮細胞由来の脂肪を意味する。
- 偽円柱：非晶性結晶や，線維，および細菌などが円柱内に組み込まれたものをいう。

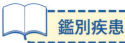

鑑別疾患

- 硝子円柱：原因疾患として，腎性(糸球体腎炎，アミロイドーシス)，腎外性(発熱，激しい運動他)が挙げられる。
- 上皮円柱：梗塞，虚血，腎毒性物質，急性腎炎(レプトスピラ症など)，腎盂腎炎などでみられる。
- 顆粒円柱：尿細管間質に潜在的な疾患がある場合や，まれに糸球体由来の蛋白尿が存在するときにみられる。
- ロウ様円柱：長期間にわたる尿細管腔の局所的閉塞と無尿を示し，腎炎末期にみられる。

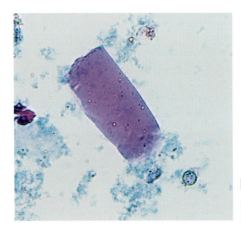

図 4-30 ロウ様円柱
染色標本(Sternheimer 染色)。
画像提供：米澤智洋

結晶

●定義

○ 尿沈渣には様々な結晶が観察され，多くは病的ではないが，臨床的意義をもつ結晶も存在する。

○ 結晶は無機塩や有機化合物，さらには医薬品が析出することで出現する。

○ 濃縮された尿サンプル中ではより形成される。また，冷蔵した場合など，温度が低下することでも析出が促進される。したがって尿を冷蔵した場合は，検査前に必ず室温に戻してから検査をする必要がある。

○ 結晶の形成は，尿のpHに左右される（表4-17）。酸性下では，有機性および医薬品の結晶ができやすい。無機塩は中性およびアルカリ性の環境で結晶となりやすい。

○ 例外はシュウ酸カルシウムで，酸性でもアルカリ性でも結晶を形成する[1]。

■参考文献
1. Sink CA, Weinstein NM. Practical Veterinary Urinalysis. Wiley-Blackwell, 2012.

表4-17 尿のpHと結晶

結晶の形成は尿のpHに左右される。

酸性尿（pH＜7.0）	アルカリ尿（pH＞7.0）
○ 尿酸アンモニウム ○ ビリルビン ○ シュウ酸カルシウム 　（一水和物，二水和物） ○ コレステロール ○ シスチン ○ 馬尿酸 ○ ロイシン ○ チロシン ○ 尿酸塩 ○ 尿酸 ○ キサンチン	○ リン酸カルシウム ○ リン酸アンモニウムマグネシウム 　（ストルバイト）

リン酸アンモニウムマグネシウム(ストルバイト)

●定義

- 犬でよくみる，また猫でもしばしば目にする結晶である。
- 大きさは様々で，無色，直方晶形～棺のような角柱の形状を呈する(図4-31)。扇の形を呈することもある。
- 少なくとも角柱は3～6面あるが，猫で6～8面あるときはシスチン結晶と混同されることもある。しかし，ストルバイトは酢酸を加えると溶解することから，容易に区別ができる。

鑑別疾患

- 犬・猫の持続的アルカリ尿，ウレアーゼ産生菌による膀胱炎でみられる。

飼い主に確認すること

- 頻尿や排尿時の疼痛など，膀胱炎の症状がみられないか，詳細な問診を実施する。

次に行うべき検査

- 画像検査により膀胱の状態や結石の有無を評価する。

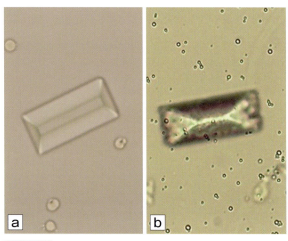

図4-31 リン酸アンモニウムマグネシウム(ストルバイト)結晶

犬・猫の持続的アルカリ尿，ウレアーゼ産生菌による膀胱炎でみられる。

シュウ酸カルシウム結晶

●定義

- 健常な犬および猫の尿中にもみられる。
- シュウ酸カルシウム二水和物は，無色の屈折する立体的な八面体で，ピラミッドが底面で接着したような形態を呈している（図4-32）。
- シュウ酸カルシウム一水和物は，無色で平面的，杭の形状〜亜鈴〜ビスケット型を呈する。

鑑別疾患

- シュウ酸カルシウム二水和物は健常動物でもみられるが，高カルシウム尿の存在が示唆される。
- シュウ酸カルシウム一水和物は高カルシウム尿，高シュウ酸尿の他，エチレングリコール中毒を示唆する。エチレングリコール中毒では一水和物が主体であるが，二水和物がみられることもある。また，シュウ酸カルシウム結晶が観察されない場合もエチレングリコール中毒の否定ができないことは，注意すべきである。

飼い主に確認すること

- 頻尿や排尿時の疼痛など，膀胱炎の症状がみられないか，詳細な問診を実施する。
- シュウ酸カルシウム一水和物がみられた場合は，エチレングリコールの誤飲の可能性がないか，確認する。

次に行うべき検査

- 画像検査により膀胱の状態や結石の有無を評価する。

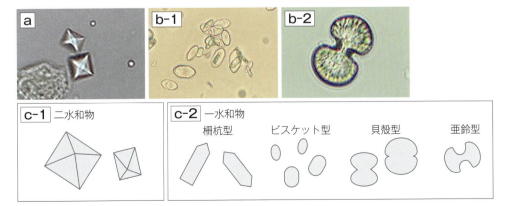

図4-32　シュウ酸カルシウム結晶
a：二水和物　b-1：一水和物（ビスケット型）　b-2：一水和物（亜鈴型）　c：二水和物と一水和物の模式図
高カルシウム尿で出現しやすいが，健常動物でも観察されることがある。
bの画像提供：岡山理科大学　下川孝子先生

尿酸アンモニウム結晶

●定義

- アルカリ性または中性〜弱酸性でみられる。
- ダルメシアンやイングリッシュ・ブルドッグは健常でもみられる。これらの犬種は，尿酸を水溶性のアラントインに変換する尿酸オキシターゼをもたず，尿酸のまま尿中に排泄するため，尿酸が伴う結晶を形成しやすい。
- 褐色で立方的な球体で，滑らか〜不規則な角のような突起をもつ(図 4-33)。

鑑別疾患

- 尿酸結晶は，犬・猫では門脈体循環シャントや肝機能障害で高アンモニア血症がみられるときに出現する。

次に行うべき検査

- 血液検査や画像検査により，肝機能や肝臓の異常の有無を評価する。

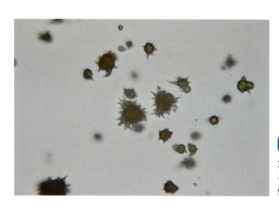

図 4-33 尿酸アンモニウム結晶
犬・猫の門脈体循環シャントや肝機能不全でみられる。ダルメシアンやイングリッシュ・ブルドッグでは健常時にもみられる。

ビリルビン結晶

●定義

- ビリルビン結晶は通常，ビリルビン尿に伴い，尿のpHが7未満で出現する。
- 橙黄褐色で針あるいは顆粒状の構造物である（図4-34）。
- 無染色および染色標本上で同様の色を呈する。

●評価

- ビリルビン結晶は，健常犬の濃縮尿でもみられるため，少数であれば心配する必要はないが，持続的に，また大量にみられるようであれば異常である。
- 犬のビリルビンに関しては，尿の濃縮度を考慮して判断しなければならない。通常，尿比重が1.025～1.040の場合，しばしば尿試験紙で軽度にビリルビン陽性となる。
- 濃縮度が低い尿中にビリルビンが検出された場合，または持続的なビリルビン尿の場合は，病的である可能性を考慮しなければならない。
- 猫の場合，ビリルビン尿の意義は犬とは異なる。健常な猫は尿比重が非常に高くてもビリルビン尿は検出されないことが分かっている。したがって，猫でビリルビン尿が観察された場合は病的と考えるべきである。

📖 鑑別疾患

- 病的なビリルビン尿は，溶血性疾患，肝胆道系疾患で出現する。
- 血管内溶血が重度になり，ハプトグロビンのヘモグロビン結合能を超える程度までになると，ヘモグロビンは遊離し異化され，非抱合型ビリルビンとなる。肝臓に到達した非抱合型ビリルビンは抱合型ビリルビンとなり，尿中に排泄されることでビリルビン尿となる。また，ヘモグロビン尿からヘモグロビンを取り込んだ尿細管上皮細胞によるビリルビン形成がビリルビン尿に関与する。
- 最も重度のビリルビン尿は通常，肝胆道系疾患または胆管閉塞でみられる。犬では腎

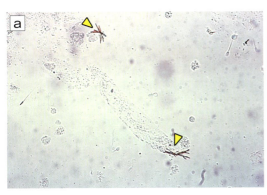
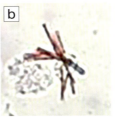

図4-34 ビリルビン結晶（矢頭）
ビリルビン尿を示唆するが，少数であれば犬では健常でもみられる。

臓のビリルビンに対する閾値が低いため，高ビリルビン血症に先行してビリルビン尿がみられる。
- 猫のビリルビン尿は，原発性肝疾患，糖尿病，猫伝染性腹膜炎，猫白血病関連疾患など，様々な疾患でみられるが，重度のビリルビン尿は溶血性疾患や肝胆道系疾患を追究すべきである。

注意点
- 図4-34ではビリルビン結晶は硝子円柱上にみられるが，ビリルビン円柱とは異なる。
- ビリルビン円柱は，黄色や金褐色のビリルビンが全体的に含まれ，円柱全体がビリルビン色に染色されたものをいう。

次に行うべき検査
- 血液検査や画像検査により，溶血性疾患や肝胆道系疾患などの有無を評価する。

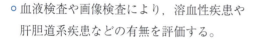

リン酸カルシウム結晶

●定義
- 健常な動物の尿中にもみられる。
- 尿路感染によって出現し，ストルバイトと同時にみられる。
- 無色の細長い角柱で，先端が尖っていることもある（図4-35）。

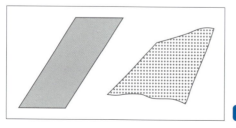

図4-35 リン酸カルシウム結晶の模式図

非晶性リン酸塩

●定義
- アルカリ尿で出現する。
- 無色〜黄〜茶色の，顆粒状の構造物である（図4-36）。

●評価
- 特に臨床的意義はない。

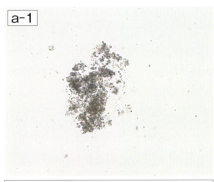
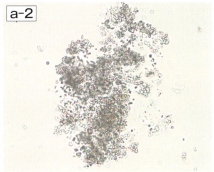
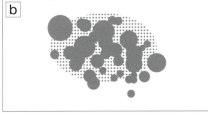

図4-36　非晶性リン酸塩・尿酸塩
a-1：弱拡大　a-2：強拡大
b：模式図
顕微鏡的検査だけでは非晶性リン酸塩と尿酸塩は区別できない。
aの画像提供：米澤智洋

その他の結晶

●シスチン結晶

- シスチン結晶は健常動物の尿には出現しない。シスチン結晶がみられた場合は，犬や猫におけるシスチン尿症の存在を示唆する。
- ただし，シスチン尿症においては，尿中にシスチン結晶が必ず出現するわけではないことに注意が必要である。
- 無色，平坦な六角形を呈する（図 4-37）。

●コレステロール結晶

- 健常な犬の尿にも出現する。また，蛋白漏出性腎症（高コレステロール血症，蛋白尿）でよくみられる。
- 大型で平坦，長方形の形態を呈する（図 4-37b）。

●薬剤関連結晶

- 薬剤またはその代謝物を含む結晶がどの程度の頻度で出現するかは不明である。したがって，尿沈渣検査を行う際には常に治療に用いている薬剤を確認する必要がある。
- サルファ剤は結晶を形成する薬剤として有名である。

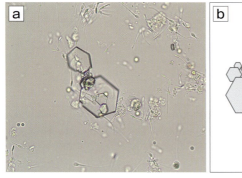
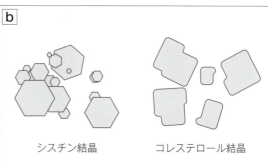

図 4-37 その他の結晶
a：シスチン結晶。この標本では精子と白血球も認められる。
b：シスチン結晶とコレステロール結晶の模式図。
aの画像提供：米澤智洋

細菌

●定義

○ 自然排尿の場合，尿路感染症といえる細菌数は＞10^5 CFU/mL（犬）または＞10^4 CFU/mL（猫），カテーテル採尿の場合は＞10^4 CFU/mL（犬）または＞10^3 CFU/mL（猫）である。

●評価

○ 無染色標本において細菌を顕微鏡でみつけるための条件は，コンデンサーを下げてコントラストを上げ，光量を下げることである（図4-38a）。
○ 細菌の中でも特に球菌はブラウン運動をする非晶性結晶成分と混同されやすく，検出が困難である。
○ 桿菌（大腸菌）は鎖状につながっていることがあるため，真菌に間違われることがある。
○ 筆者は，無染色標本で細菌の存在が疑われた場合は，Sternheimer染色を実施し，鏡検する（図4-38b）。それでも細菌かどうか自信をもてない場合は，尿沈渣のライト・ギムザ染色を行う。ライト・ギムザ染色では細菌は濃紫色に染色されるので，検出がしやすい（染色液のごみと間違わないようにする必要はある）。

鑑別疾患

○ 尿路感染症
○ 尿道の遠位領域や生殖器（雌の膣円蓋および陰唇，雄の包皮）からのコンタミネーション

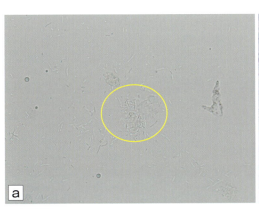 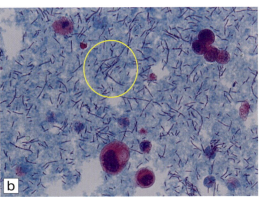

図4-38 細菌尿
a：無染色標本。コントラストを上げ，光量を下げた状態で無染色標本を観察すると，細菌は反射性のある小型円形，楕円形，長方形を呈する。
b：染色標本（Sternheimer染色）。細菌は紫色に染色されるため，無染色標本よりも検出しやすい。

飼い主に確認すること

- 自宅で採尿した場合は，採取した時間や保存方法について確認する。
- 頻尿や排尿時の疼痛など，膀胱炎の症状がみられないか，詳細な問診を実施する。

注意点

- 尿沈渣に細菌がみられた場合，それは必ずしも尿路感染とは限らず，「採尿方法」と「採尿してから検査までの時間」に注意する。
- 自然排尿，カテーテル採尿，膀胱穿刺のどの方法で採尿したかによって，細菌の意義は異なる。尿道の遠位領域や生殖器（雌の膣円蓋および陰唇，雄の包皮）には常在菌（ほとんどはグラム陽性菌）が存在しているため，自然排尿やカテーテル採尿の尿サンプルは細菌のコンタミネーションが起こりやすい。
- 特に蛋白質や糖があると細菌は増殖しやすいため，検査前に長時間室温で放置された場合は，異常増殖した細菌を検出することになる。もし，1〜2時間以内に検査ができないのであれば，採尿後，即座に冷蔵保存すべきである。
- 細菌の増殖による欠点として，尿の化学的性状が変化することは覚えておきたい（表4-18）。細菌は糖を異化し，尿pHを変化させ，尿の色を濁らせ，アンモニア臭気を発生させる。また，ペルオキシダーゼ（POD）を産生する細菌は尿試験紙の潜血を偽陽性とする。
- 一方，膀胱穿刺尿を即座に検査して尿中に細菌が検出されたならば，たとえ少数であっても尿路感染を示唆する。特に白血球内の細菌は尿路感染を示唆する指標である。
- 尿路感染の場合は細菌とともに赤血球や白血球が標本上にみられ，また蛋白尿を呈する。これらはコンタミネーションか感染かを鑑別する指標にもなるが，副腎皮質機能亢進症の症例や，ステロイドあるいは抗菌薬を投与している場合は，白血球が尿中に出現していないことがあるため，尿検査以外の情報も考慮して診断する必要がある。

次に行うべき検査

- 細菌尿が検出された場合，また細菌が尿沈渣中に検出できない場合でも，特に尿沈渣中に白血球や赤血球がみられる場合は感染の可能性を否定できないため，尿培養検査および薬剤感受性試験が推奨される。
- 24時間以上冷蔵保存すると尿培養検査で偽陰性になることがあるため，保存方法および時間に関しては検査機関と相談してから検査に臨むことを推奨する。

表 4-18　細菌尿による尿試験紙への影響

化学的検査	変化	解説
pH	↑	細菌が尿素を分解し，CO_2が放出された場合
pH	↓	細菌が糖を分解し，酸を産生した場合
尿糖	↓	細菌や細胞によって糖が代謝された場合
ケトン体	↓	細菌によってアセト酢酸がアセトンに代謝された場合（アセトンの方が尿試験紙との反応が弱い）

真菌

●定義

- 酵母様真菌は，赤血球，脂肪滴の両者と形態が類似している。
- 酵母は楕円形で，無色，屈折性を呈し，発芽していることもある。大きさは様々である。

●評価

- 無染色のウェットマウント標本で真菌であることの証明には，ラクトフェノールコットンブルー染色液を混ぜると真菌は淡青色に染色されるため有効である（図4-39a）。ドライマウント標本を作製してライト・ギムザ染色を施すと，より確認しやすい（図4-39b）。
- 重度感染では菌糸体が観察されることもある。
- 赤血球と酵母を鑑別するためには，尿沈渣に酢酸を添加するとよい。酢酸によって赤血球は溶解するが，酵母は形態を保ったままである。

鑑別疾患

- カンジダ属は尿生殖器の正常な細菌叢だと考えられているが，数が増えた場合は尿路感染を示唆する。特に糖尿病や免疫抑制剤を投与している症例でみられる。
- この他の真菌（クリプトコッカス，アスペルギルスなど）が尿沈渣に出現することはまれであり，もし確認された場合は全身性の真菌感染症が示唆される。

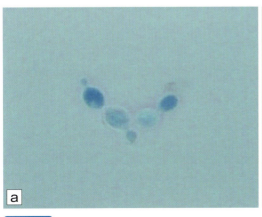 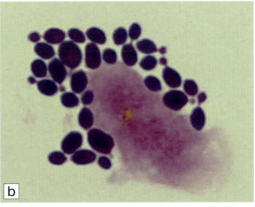

図4-39 真菌尿
a：ラクトフェノールコットンブルー染色。無染色標本にラクトフェノールコットンブルー染色液を混ぜると，真菌が確認しやすい。図では発芽した酵母様真菌が確認できる。
b：ライト・ギムザ染色。真菌は紫色に染色されるため，無染色標本よりも検出しやすい。

寄生虫

●定義

○ 尿沈渣中に寄生虫卵が観察された場合は，糞便による汚染や，まれではあるが寄生虫感染が示唆される。

●評価

○ 尿沈渣で確認できる寄生虫として，犬糸状虫のミクロフィラリア，腎虫(犬の巨大腎虫)および毛細線虫属が挙げられる。

薬剤感受性試験

●定義

○培養検査によって同定された細菌に対し，各種抗菌薬が殺滅あるいは増殖抑制できるかどうかを判定する。

○国内の検査機関は臨床・検査標準協会（Clinical and Laboratory Standards Institute：CLSI）の判定基準を用いていることが多いが，人と動物では基準が異なるため，動物用の検査機関でなければ判定を誤る場合がある。

●分類（表 4-19）

○感性（Susceptible, S）：各抗菌薬の一般的な投与方法・投与量で治療効果が期待できる。

○中間（Intermediate, I）：感性と耐性の中間。一般的な投与方法・投与量での治療効果は期待できないが，大量投与や体内での濃縮により抗菌薬が高濃度になれば有効となる可能性がある。

○耐性（Resistant, R）：治療効果は期待できない。

○判定なし（No data, N）：対象菌の治療に推奨されない，もしくは判定基準が存在しないため，検査あるいは判定を行っていない。

⚠ 注意点

○同定された細菌が疾患の起因菌ではない場合もある。特に膀胱穿刺尿以外では汚染菌のコンタミネーションも考えておく必要がある。

○コンタミネーションかどうかを判断するためには，定量培養も同時に実施するとよい。

○感性と判定されたとしても，尿中に排泄されない抗菌薬は尿路感染症に奏効しない可能性が高い。

表 4-19 薬剤感受性試験結果の例（尿路感染症例）

S：感性　R：耐性　I：中間　N：判定なし
サンプルの採取方法にもよるが，定量培養で菌量の測定結果が 10^5 CFU/mL 以下であれば，尿路感染症の起因菌ではなく常在菌のコンタミネーションなどと判断できる。通常，判定の後ろにつく数値は最小発育阻止濃度（Minimum Inhibitory Concentration：MIC, μg/mL）である。これが細菌と抗菌薬の組み合わせごとに設定された基準値（ブレイクポイント）より大きければ耐性，小さければ感性と判定される。この場合は細菌①，②の両方に感性を示すレボフロキサシンが最適と考えられる。

薬剤名	定量培養：10^8 CFU/mL			
	細菌①		細菌②	
アンピシリン	R	>8	S	<2
アモキシシリン／クラブラン酸	I	8	S	8
レボフロキサシン	S	<2	S	<2
クリンダマイシン	I	4	N	

4

評価と対応

UPC・UAC

●臨床的意義

- 尿中蛋白質濃度，尿中アルブミン濃度は尿の濃縮率に強く影響を受けるため，濃度そのものでは判断が難しい。そこで，尿中のクレアチニン濃度との比率で示すことで，より精度の高い値を求められる。それぞれを
  - ▶ 尿中蛋白/クレアチニン比：UPC
  - ▶ 尿中微量アルブミン/クレアチニン比：UAC

  という。これらの基準範囲は表 4-20 のとおりである。国内の検査機関での UPC の基準範囲は犬で 0.5 g/g 以下，猫で 0.4 g/g 以下とされている。

●測定方法

- 尿中の蛋白質濃度は，ピロカテコールバイオレットなどを用いた比色法にて定量的に測定される。
- 検査には遠心分離後の尿上清を用いる（UPC・UAC のどちらか単体であっても両方の測定であっても，1 mL 程度の尿が必要であることが多い）。
- 採尿方法は自然排尿，カテーテル採尿，膀胱穿刺のどれかは問わないが，自然排尿して地面に落ちたものでは精度が下がる。
- 基本的に外注検査で測定するが，近年では尿試験紙の検査結果から UPC を簡易的・半定量的に求めることのできる院内測定用機器もある。スクリーニングとして効果的に利用したいが，確定的な判断のためには外注検査による定量的数値に頼るべきである。

●評価

- UPC は IRIS の CKD サブステージングに用いられており，犬，猫ともに＜0.20 g/g で非蛋白尿，犬で 0.2〜0.5 g/g，猫で 0.2〜0.4 g/g を境界領域としている。
- UPC の結果が境界領域以上であった場合，2〜4 週間後の再評価が望ましい（表 4-21, 4-22）[1]。

鑑別疾患

生理的な蛋白尿

- 生理的な理由による蛋白尿は，極度の運動，発作，発熱，ストレス，静脈うっ血などにより尿中に蛋白質が漏出するものである。一過性の変化であり，UPC が 0.5 を上回ることはほとんどない[2]。

表 4-20 UAC・UPC の基準範囲

		犬	猫
UPC (g/g)	基準範囲	＜0.5	＜0.4
	（境界領域）	(0.2〜0.5)	(0.2〜0.4)
UAC (g/g)	基準範囲	＜0.08	＜0.02

腎前性の蛋白尿

○ 腎前性の理由による蛋白尿は，溶血や腫瘍などにより低分子蛋白質が血漿中に多量に逸脱し，これが糸球体で濾過され，十分に再吸収されないために生じる場合と，高血圧症により糸球体から過剰に蛋白質が濾過されてしまう場合がある。前者ではアルブミンの漏出はほとんどないため，UAC の上昇はなく，UPC のみが上昇する。後者は高血圧症を引き起こす様々な要因が考えられ，UPC とともに UAC も上昇する。

○ 尿試験紙による尿蛋白の評価では陽性にならない場合もある。

○ 尿中の蛋白質成分は，多発性骨髄腫によるベンス・ジョーンズ蛋白，外傷や筋炎によるミオグロビン，赤血球破壊によるヘモグロビン，急性膵炎による蛋白質代謝物などが挙げられる。

腎性の蛋白尿

○ 腎性の理由による蛋白尿は糸球体性と尿細管性に分けられる。

糸球体性：UPC と UAC の両方が高い場合

○ もともと糸球体からは，負電荷が弱い低分子（約 40,000 Da 以下）の蛋白質は濾過されるものである。正常時にはこのほぼすべてが尿細管で再吸収されるため，下部尿路へ排出された尿に蛋白質は含まれない。

○ 糸球体性蛋白尿は，糸球体の膜障害により，高電荷や質量が約 40,000 Da 以上の蛋白質が異常に原尿に逸脱することで生じるものを指す。

表 4-21 UPC の評価の例

※：一部の尿化学分析装置では尿中蛋白質およびクレアチニン濃度から UPC の定性評価が可能である（尿試験紙検査の「蛋白尿」とは異なる点に注意する）。

定性評価※	犬 (g/g)	猫 (g/g)	判定	方針の目安
−	<0.20	<0.20	非蛋白尿	経過観察
±	0.2〜0.5	0.2〜0.4	グレーゾーン	再検査（2〜4週間後）
＋	0.5〜1.0	0.4〜1.0	蛋白尿（軽度）	再検査（2〜4週間後），原因精査
＋＋	1.0〜2.0	1.0〜2.0	蛋白尿（中度）	原因精査，治療／モニタリング
＋＋＋	>2.0	>2.0	蛋白尿（重度）	原因精査，治療／モニタリング

表 4-22 UPC・UAC の上昇の解釈

	上昇する大まかな原因	特徴／方針
UPC	○ 生理的蛋白尿 ○ 尿細管障害 ○ UAC が上昇する疾患 ○ 腎前性の蛋白尿 ○ 腎後性の蛋白尿 ○ 精液混入 ○ 感染症	○ IRIS の CKD サブステージングに指標として取り入れられている ○ 結果が境界領域なら 2〜4週間後に再検査を検討
UAC	○ 糸球体障害 ○ 全身性または腎性高血圧 ○ 血液混入	○ UPC よりも鋭敏に上昇する ○ UPC とともに測ると疾患の鑑別に役立つ

○糸球体性蛋白尿ではアルブミンが漏出するため，UPCもだが特にUACが上昇することが特徴である。一般的にUPCは1.0 g/g以上になり[2]，進行すれば低アルブミン血症を伴うようになる（蛋白漏出性腎症）。

○原因疾患には，糸球体疾患（急性腎障害，CKD），感染症，炎症性疾患，免疫介在性疾患，甲状腺機能亢進症，副腎皮質機能亢進症，その他原因になる腎性高血圧などが挙げられる。

尿細管性：UPCは高いがUACは高くない場合

○尿細管性蛋白尿は，炎症性疾患や遺伝性疾患により尿細管上皮細胞の機能が低下し，低分子蛋白質の再吸収が障害されることで生じる。

○尿中蛋白質の主な成分は$\beta2$ミクログロブリン，N-アセチル-グルコサミニダーゼ（NAG）などで，UPCは多くの場合で0.5〜1.0 g/gである[2]。アルブミンはほとんど含まれないため，UPCのみが上昇してUAC

の上昇を伴わないことが多い。

○尿細管間質性障害，ファンコニー症候群，アミノグリコシド系抗菌薬による薬物中毒などが鑑別に挙げられる。

腎後性の蛋白尿

○腎後性の理由による蛋白尿は，産生された尿には蛋白の混入がないにもかかわらず，尿が腎盂から下部尿路までを通過する間に蛋白質が混入することで生じる。

○下部尿路や生殖器の炎症性疾患（感染性・非感染性），腫瘍，出血によるものがある。炎症性疾患が原因の場合はUPCのみが上昇し，出血を伴う場合はUACも上昇する。

■参考文献
1．Harley L, Langston C. Proteinuria in dogs and cats. Can Vet J. 2012；53（6）：631-8.
2．Grauer GF. Proteinuria：measurement and interpretation. Top Companion Anim Med. 2011；26（3）：121-7.

UCC

●臨床的意義

- 血中コルチゾール濃度には日内変動があるため，無刺激の状態で，ある一時点のみの測定だと診断的価値が低い場合がある。一方，尿中コルチゾール/クレアチニン比（UCCまたはUCCR）は蓄尿されている一定時間におけるコルチゾール濃度が反映される。
- 犬の副腎皮質機能亢進症の除外診断，スクリーニング検査として有用である。副腎皮質機能亢進症の検出について非常に感度が高いが，特異度は低いのが特徴であるとされてきた[1]。近年，永田らの報告に基づき，自宅尿の使用により特異度も高い検査として注目されている（表4-23，図4-40）[2]。

⚠ 注意点

- UCCが基準値内であれば副腎皮質機能亢進症を除外できるが，高い場合には副腎皮質機能亢進症を疑い，他の検査（副腎皮質刺激ホルモン［ACTH］刺激試験やデキサメタゾン抑制試験など）とあわせて総合的に評価する。

表4-23 犬のUCCの評価の例

各検査機関の基準値に従うこと。

値 (mol/mol)	評価
$<1.98\times10^{-5}$	基準値（の一例）
$>3.77\times10^{-5}$	副腎皮質機能亢進症を疑い，他の結果とあわせて評価する[2]

※基準値内であれば副腎皮質機能亢進症は否定的。

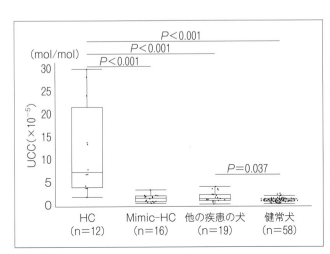

図4-40 自宅採尿した尿のUCCの値

HC：副腎皮質機能亢進症の犬
Mimic-HC：副腎皮質機能亢進症が疑われたが最終的に他の疾患と診断された犬
この報告では，HCの症例のUCCは他にくらべて有意に高値を示し，3.77×10^{-5}をカットオフ値としたところ，Mimic-HCと感度91.7%，特異度100%で区別することができた。UCCは基準値内の結果であれば副腎皮質機能亢進症を否定できる検査として有名であるが，十分に高値を示せば積極的にHCと診断できる検査であると考えられる。
文献2より引用・改変

○ 猫のUCCの感度は70〜90％で，犬ほど高感度ではなく，さらに特異度は犬と同じく低い（特に甲状腺機能亢進症では高値を示しやすい）[1]。測定を受け付けている日本の検査機関では猫の基準値について示されていないこともあるため，注意が必要である。

●測定方法

○ UCCは外注検査で測定が可能である。

○ 尿中コルチゾール濃度はCLEIA法で，尿中クレアチニン濃度は酵素法で測定される。評価内容は検査系によって記述方法が異なることがある。

○ ストレスのない環境下で採取したものが望ましい。すなわち，以下の条件を満たすものがよい。

　▶ 早朝第一尿，もしくは午前中の尿を使用する。

　▶ 中間尿（排尿時の最初と最後を避けた尿）を採取する。

　▶ 自宅で採尿する（ストレス要因の排除）。

　▶ 来院から2日以上経った日に採尿する（ストレス要因の排除）。

　▶ 当日，病院へ持ってくるまでの飼い主による尿の管理は室温でもよい（冷蔵なら3日程度は保存できる）。

　▶ 遠心分離後，1〜2mL程度の尿上清を送付する。

○ デキサメタゾン抑制試験を行った際の尿も使用可能であるとされている。

■参考文献

1. Feldman EC, Nelson RW, Reusch CE, et al. Canine and Feline Endocrinology. 5 ed. Elsevier, 2015.
2. Nagata N, Sawamura H, Morishita K, et al. Urinary corticoid to creatinine ratios using IMMULITE 2000 XPi for diagnosis of canine hypercortisolism. J Vet Med Sci. 2022；84(7)：954-959.

MN/CRE・NMN/CRE

●臨床的意義

○ メタネフリン，ノルメタネフリンはそれぞれアドレナリン・ノルアドレナリンの代謝産物で，カテコール-O-メチル基転移酵素（COMT）の作用によりメチル化を受けて生成され，尿中に排出される。

○ カテコラミンそのものの血中濃度は些細なストレス刺激などによっても大きく変動するため，カテコラミンそのものやその代謝産物の血中濃度を測定しても，臨床的な意義に乏しい。しかし，尿中の代謝産物濃度をクレアチニンで補正した値（尿中遊離メタネフリン/クレアチニン比［MN/CRE］，尿中遊離ノルメタネフリン/クレアチニン比［NMN/CRE］）は，褐色細胞腫の犬と健常犬を高感度に分離することが報告されている（図4-41）[1]。

○ 犬の褐色細胞腫の確定診断は摘出後の病理組織学検査であるが，MN/CRE・NMN/CREの測定は術前評価の1つとして有効である（表4-24）[1]。

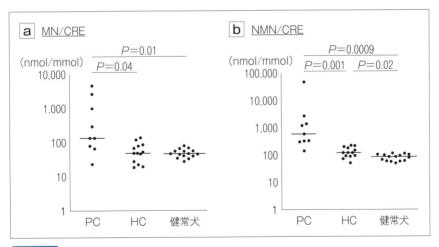

図4-41 褐色細胞腫の犬におけるMN/CRE・NMN/CRE
褐色細胞腫の犬（PC，n＝9）のMN/CREおよびNMN/CREは，副腎皮質機能亢進症の犬（HC，n＝13）や健常犬（n＝15）よりも有意に高い値であった。
文献1より引用・改変

表 4-24 NM/CRE・NMN/CRE の基準範囲の例

各検査機関の基準値に従うこと。
文献2より引用・改変

項目	基準範囲 (nmol/mmol)	病的
MN/CRE	0〜120	未設定
NMN/CRE	7〜124	>225 にて褐色細胞腫を疑う

 注意点

- ストレスにより値の上昇が予想されることから，サンプルの採取には注意が必要である。
- 他の疾患があった場合の信頼性については，まだ明確には評価されていない。
- 犬の褐色細胞腫にはドパミン，アドレナリン，ノルアドレナリンを放出する病態がありうるが，ノルアドレナリンを放出するタイプが多いようである。MN/CRE・NMN/CRE のどちらかでも明らかな高値を示せば褐色細胞腫の可能性が高いと予想されるが，明確な調査結果は筆者の知る限りまだない。

●測定方法

- ストレスのない環境下で採取したものが望ましい。すなわち，以下の条件を満たすものがよい。
  ▶ 早朝第一尿，もしくは午前中の尿を使用する。
  ▶ 中間尿（排尿時の最初と最後を避けた尿）を採取する。
  ▶ 自宅で採尿する（ストレス要因の排除）。

■参考文献

1. Sasaki N, Ikenaka Y, Inoue Y, et al. Urinary free metanephrines measurement in dogs with adrenal gland diseases using a new simple liquid chromatography tandem mass spectrometry method. J Vet Med Sci. 2021；83(4)：648-655.
2. 北海道大学 One Health リサーチセンター．特殊検査受託システム．https://ohrc.vetmed.hokudai.ac.jp/special-inspection/

BRAF 遺伝子変異検査

●臨床的意義

- BRAF は Raf キナーゼファミリーに属する蛋白質の一種で，分裂促進因子活性化蛋白質（MAP）キナーゼ／細胞外シグナル制御（ERK）シグナル伝達経路を介して，細胞の分裂や分化に影響を与える因子である。
- 犬の膀胱・尿道移行上皮癌および前立腺癌で，この遺伝子変異が高確率（60～80％）に認められる[1]（表 4-25）[2]。その一方で，正常組織，炎症性疾患，過形成，移行上皮乳頭腫などでは一切認められないことから，腫瘍の診断マーカーとして利用されるようになった。
- 特異度のきわめて高い検査（＝陽性となればほぼ100％で膀胱・尿道移行上皮癌もしくは前立腺癌症例）であるが，感度はそれほどではない（図 4-42，約 2～3 割は変異をもたないため，偽陰性がありえる）。
- 尿沈渣中の細胞による BRAF 遺伝子変異検査は犬の膀胱・尿道移行上皮癌，前立腺癌の補助診断として非常に有用である。ただし確定診断に際しては，細胞診や病理組織学検査などの他の所見とあわせて判断する必要がある。

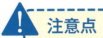

注意点

- サンプルの採取～送付の流れを図 4-43[2]に示す。
- 腫瘍を疑う組織片そのものだけでなく，尿沈渣中に含まれる細胞でも検査可能である。ただし尿沈渣中の細胞成分が足りない場合，検出ができないことがある。
- ホルマリン浸漬後のサンプルでは検査感度が低下するおそれがある。
- BRAF 遺伝子変異は体細胞変異であるため，同一個体でも腫瘍以外の部位の組織（口腔・膣粘膜，唾液，血液など）から得たサンプルは変異が検出されない可能性が高いため検査に向いていない。

■参考文献

1. Mochizuki H, Kennedy K, Shapiro SG, et al. BRAF Mutations in Canine Cancers. PLoS One. 2015；10(6)：e0129534.
2. 株式会社サンリツセルコバ検査センター. BRAF 遺伝子検査のご案内. https://www.sanritsu-zelkova.com/braf/

表 4-25 各腫瘍組織における BRAF 遺伝子の変異率

文献 2 より引用・改変

検体の種類	変異率（％）	変異数/サンプル数
膀胱・尿道移行上皮癌	76.2	131/172
前立腺癌	83.3	45/54
正常組織 膀胱炎などの非腫瘍性変化	0	0/89

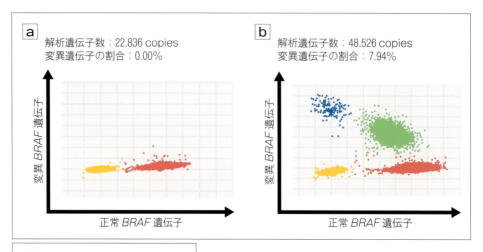

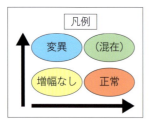

図4-42 デジタルPCR法によるBRAF遺伝子変異検査結果の例

a：遺伝子変異なし（健常犬）
b：遺伝子変異あり（移行上皮癌症例）
c：サンプル中の推奨遺伝子コピー数，含有された変異遺伝子の閾値，グラフの凡例

BRAF遺伝子変異や混在が0.15％を超えて認められた場合に「変異あり」と判定され，腫瘍の存在をほぼ100％示唆する。ただし「変異なし」は腫瘍を否定するものではない（腫瘍の2〜3割は変異をもたない）。

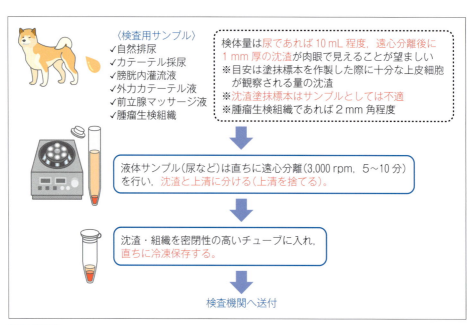

図4-43 BRAF遺伝子変異検査のサンプルの採取〜送付の流れの例
実際に依頼するときには各検査機関の指示に従う。
文献2より引用・改変

その他の尿検査項目

●外注できる尿検査項目（表4-26）

○ 測定できる機関は限られているが，近年臨床的意義が見出された検査項目として，尿中NAG/クレアチニン比（犬），尿中デオキシピリジノリン（DPD）/クレアチニン比（犬），V-BTA（犬），尿中ベンス・ジョーンズ蛋白の同定（Putnum法による定性試験）などが知られている。

○ 検査項目は日進月歩，開発が進んでいる。今後も新たな検査項目の追加が期待される。

表4-26 外注できる尿検査項目

測定できる検査機関は2024年10月現在。

項目	対象	臨床的意義	検査機関
尿中N-アセチル-グルコサミニダーゼ/クレアチニン比（NAG/CRE）	犬	NAGは近位尿細管上皮細胞に存在する酵素であり，近位尿細管障害によって尿中濃度が上昇する。	富士フイルムVETシステムズ（株）
尿中デオキシピリジノリン/クレアチニン比（DPD/CRE）	犬	DPDは骨組織中に存在し，骨組織の吸収・破壊によって血中に遊離すると，そのうちの約40％が尿中に排出される。人では骨粗鬆症，上皮小体機能亢進症，転移性骨腫瘍のマーカーとして用いられる。	富士フイルムVETシステムズ（株）
V-BTA	犬	BTAは腫瘍の増殖に伴って分解された膀胱基底膜成分の断片が，尿中で結合して形成された複合体で，膀胱腫瘍のマーカーとして知られる。感度に優れるが，炎症などでも上昇するため特異度は高くないとされる。	富士フイルムVETシステムズ（株）
尿中ベンス・ジョーンズ蛋白の同定	犬，猫	ベンス・ジョーンズ蛋白は，多発性骨髄腫の症例の尿中に出現する免疫グロブリン分子のサブユニットである。分子量が小さく，通常の尿試験紙の蛋白質では検出されにくい。	どうぶつ検査センター（株）

Part 2　糞便検査

Chapter **1** ---------------------- 総論

Chapter **2** ----------------- 採便方法

Chapter **3** ---- サンプルの処理方法

Chapter **4** -------------- 評価と対応

Chapter 1 総論

- 糞便検査とは
- 小腸性下痢と大腸性下痢
- 食事・薬物性の変化

糞便検査とは

●概要

○ 消化器徴候を呈する症例に対して行われる基本的な検査の1つで，糞便を検体として用いる様々な検査が含まれる（図1-1）。

○ 意義も分からずにルーチンで「下痢といわれたから，とりあえず糞便検査をしてみましょう」では，糞便検査で検出できるはずのものを見逃したり，逆に糞便検査では評価できないことまで診断したつもりになってしまったりする。

○ 自分がなぜこの症例で糞便検査をしようと思い，何を重点的にみたいのか，そして本当にそれは糞便検査で診断してよいことなのかを意識して評価することで，日々の診療の中で有用な検査として真価を発揮してくれる。

●臨床的意義

○ 動物病院で行われる一般的な糞便検査の臨床的意義として，大きく分けて下記の3つが挙げられる。
①飼い主が申告している徴候の確認
②感染症の探索（特に"寄生虫症が疑われるとき"が主な適応となる）
③糞便中に認められる未消化物や細胞成分の確認

●適応

○ 糞便検査は急性下痢・慢性下痢のスクリーニング検査の1つとして実施されることが多い。

○ 糞便の異常が認められる症例では，問診にて①他の動物との接触の有無，②同居動物にも同じ徴候が出ていないかどうか，③完全室内／室外飼育などの飼育環境，といったポイントを押さえて確認する。

○ 感染症の場合は，同居動物にも同じ徴候が出ていたり，新しい動物を迎えた後から徴候の発現があったりするなど，問診のどこかに感染症を疑うポイントがあることも多い。それに気付くことができれば，飼い主に糞便検査の実施をより強く勧めることができる。

○ 日本国内でのブリーダーの犬における消化管寄生虫症罹患率は，0〜70%と施設によって異なる部分があるものの，20〜50%以上である施設が多い[1]。そのため，シグナルメントとして，若齢であり，ペットショップやブリーダーから自宅に来た後から下痢をしているという症例には，特に糞便検査を勧めた方がよい。

⚠ 注意点

- 寄生虫症の糞便検査での検出率は100％ではないことに留意する必要がある。
- 寄生虫症を除外することは難しく，糞便検査の再実施により検出されることもある。特に免疫抑制剤や抗がん剤の投与など，免疫異常を引き起こすような治療の実施中に生じた下痢において治療反応性が乏しいときには，糞便検査の再実施が推奨される。
- 海外の報告ではあるが，慢性嘔吐・下痢が主訴の子犬の症例で，炎症性腸疾患（IBD）と仮診断され3カ月ほどステロイドによる治療を受けていたが，播種性糞線虫症で死亡した事例が報告されている[2]。この症例では，下痢をしているにもかかわらず，駆虫薬投与歴があるという理由で糞便検査を行わないまま血液検査や画像検査などを実施していた。それらの検査で確定診断が得られず，食事療法で良化が得られなかったことからIBDと仮診断され，ステロイドの内服をしていた。二次診療施設の来院時には，尿からも糞便からも糞線虫が検出されており，全身に虫体が播種していた。一次診療施設でもっと早い段階で糞便検査を行っていれば死亡には至らなかったのかもしれない。そして，全身移行した要因にはステロイドの使用が関与していた可能性が高い。
- このように「治らない下痢＝免疫抑制剤治療が適応」ではないということを私たちは認識する必要がある。下痢に対して安易にステロイド治療を行わないこと，そして免疫抑制剤反応性腸症を疑ったのであれば，糞便検査を含めた幅広いスクリーニング検査は必須であり，できる限り感染症の除外は怠るべきではない。

■参考文献

1. Itoh N, Muraoka N, Saeki H, et al. Prevalence of Giardia intestinalis infection in dogs of breeding kennels in Japan. J Vet Med Sci. 2005；67(7)：717-8.
2. Graham JA, Sato M, Moore AR, et al. Disseminated Strongyloides stercoralis infection in a dog following long-term treatment with budesonide. J Am Vet Med Assoc. 2019；254(8)：974-978.

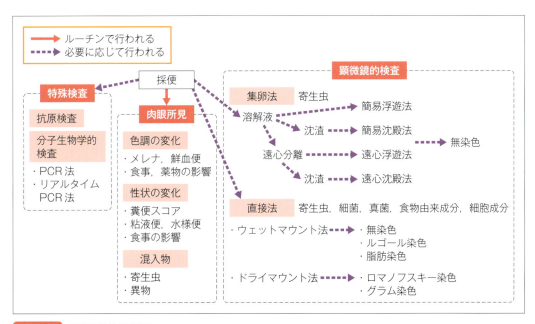

図1-1 糞便検査の手順

小腸性下痢と大腸性下痢

●小腸性下痢と大腸性下痢の鑑別

○ 飼い主が「うちの子，下痢しています」と言ってきた際に，まず「下痢といっても色々ある。どんな性状なのだろう」と考えるところから診察は始まる。下痢をしているから止瀉薬を処方する・抗菌薬を処方する，そういった診療の繰り返しから脱する入り口は，まずは飼い主の言っている「下痢」とは何なのか，肉眼的性状と臭気も含めて観察したり確認したりすることから始まる。

○ 表1-1 のように，下痢は糞便の性状や臨床徴候によって小腸性下痢と大腸性下痢の2つに分類することができ，責任病変部位の絞り込みの大きな手掛かりとなる。

○ 一般的に，小腸性下痢は1回排便量が多くなるが，排便回数は変わらない。一方で，大腸性下痢は1回排便量が少なく，排便回数は増え，しぶりや粘液便が認められる。

○ 小腸性下痢か大腸性下痢かは，下痢の鑑別診断における入り口として非常に大切である（Chapter4 表4-1 を参照）。なぜなら，それを行うことで考えなければいけない上位鑑別は大きく入れ替わるからである。極端な話，大腸性下痢の症例に対して内視鏡検査で胃や小腸領域の病変探索を行っても意味がないわけだが，実際にはそういった病変の局在を考えもせずにやみくもに検査がされている事例に遭遇する。鑑別疾患や責任病変の局在の絞り込みを適切に行わずに検査すると，誤診や診断の見逃しの可能性があるため，糞便の性状から病変を想定することは非常に重要である。

○ ただし，び漫性病変をもっている症例では混合性の徴候を示すことがある。完全に区分することができない場合もあるが，小腸性と大腸性下痢のどちらがメインなのか，大きく分ける視点が重要である。

●小腸性疾患と大腸性疾患を併発した場合

○ 症例の下痢が小腸性なのか大腸性なのかを

表1-1 小腸性下痢と大腸性下痢の特徴の比較

肉眼所見・徴候	小腸性下痢	大腸性下痢
1回排便量	多い	少ない
排便回数	正常～軽度増加	増加
粘液便	まれ	よく認められる
血液の混入	メレナ（黒色便）	鮮血便
脂肪便	ときおり認められる	なし
未消化物	たまに認められる	なし
しぶり	まれ	一般的
体重減少	一般的	まれ
嘔吐	たまに認められる	まれ

区別することは，前述のとおり診断を行う上で必要である他，治療中のモニタリングのためにも大切である。
- 例えば，炎症性結直腸ポリープのダックスフンドの定期検診において，直腸ポリープのコントロールが不良であれば当然ながら大腸性下痢（図1-2）がメインとなる。では，その症例について，「水下痢(＝小腸性下痢)が3週間前からみられる」と飼い主に言われたら，どのように判断すればよいだろうか。この場合，他の消化管疾患の可能性も積極的に考えなければいけないであろう。下痢の再発だからといってポリープの再発とはいえず，糞便性状と疾患を照らし合わせて，違和感に気付くことが大切であると考えられる。

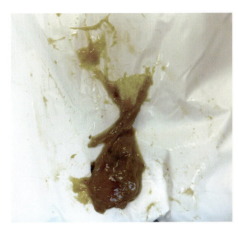

図1-2 粘液便
大腸性下痢の典型的な糞便。

食事・薬物性の変化

●食事や薬物による色調の変化

- 人と同様に，食事の内容で動物の糞便の色調は変化する。
- 病的ではないが，食事やおやつの着色料によって血便とよく似た糞便を排泄することがある。日本で動物に食べさせることは少ないが，ビーツという西洋野菜（図1-3）を食べた際にも鮮血便に似た糞便をすることが知られている。
- レバーや生肉のような血液が豊富なものや，鉄分が多いほうれん草などでは糞便の色調が黒色に変化し，メレナと誤解する飼い主もいる。他にも，活性炭や鉄剤（図1-4），次硝酸ビスマスを含有する止瀉薬（図1-5）でも生じる。このような鉄剤や止瀉薬を処方されている症例は実際に下痢の治療中であることが多いため，飼い主もナイーブになっていることが多い。薬物によって糞便の色調が変化する可能性は処方する獣医師が知っておくべきことであろう。

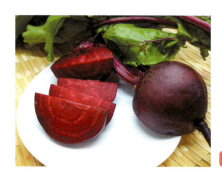

図1-3　ビーツ

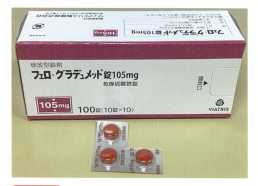

図1-4　鉄剤

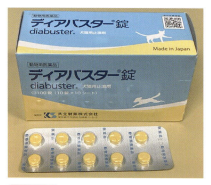

図1-5　次硝酸ビスマス

●食事による性状の変化

o 食事と糞便の性状には深いかかわりあいがある。腸内環境は，腸内細菌叢や食事などの外的要因，自己免疫，遺伝的素因が複雑に絡みあって変化すると考えられている。その中でも特に治療を行う上で，食事変更が要となるケースが大多数である。

o 過去の報告のデータのみならず，筆者の経験上，消化器科の症例では食事内容と消化器疾患との関連性はとても強く感じられる。その一方で，飼い主や獣医師に食事の重要性が軽視されてしまっているように感じることも多い。難治性の下痢の診断・治療に対して，内視鏡検査などの検査とステロイドという武器があまりにも強く普及し

すぎているように感じられる。

o 実際には，急性・慢性を問わず，緊急性が高いごく一部のケースを除いて下痢の原因として考えるべきは「食事」である。急性下痢の場合には，無分別な食事や食事内容の急な変更，盗食など，「食事」が下痢の原因になっていないかを考えなければならない。また，一方で慢性下痢の場合には，食事反応性腸症は鑑別として外せない。

o 寄生虫症が血液検査や各種画像検査では検出できないのと同様に，食事と下痢との関連性を示す検査方法はなく，適切な食事変更による治療反応性のみで判断せざるを得ないことを同時に知っておいてほしい。

Chapter 2 採便方法

- 総論
- 自宅採便
- 用手採便
- 採便棒を用いた採便

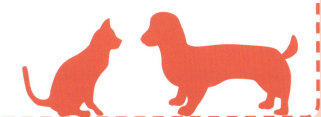

総論

●採便量

- 一口に糞便検査といっても，目視法や直接法／浮遊法，外注検査など様々なものがあるため，必要な糞便量は一概にはいえないが，直接法以外の検査では2〜5g程度の糞便が必要となる。
- 糞便検査では新鮮便を用いることが大原則ではあるものの，下痢をしている症例では院内で大量に採便できないことも多い。そのため，直接法／浮遊法などは新鮮便を用い，外注検査では保存便を使用するなど，それぞれの検査の特徴を理解し，飼い主に協力を仰ぐ必要がある。

●採便方法の種類

- 採便方法は，大きく自宅での採便（自宅採便）と，院内での採便に分かれる。
- 院内での採便は，直接指を入れて採取する用手法や採便棒・スワブを用いる方法，液体を大腸に入れてそれを回収してくる大腸洗浄などがある。
- それぞれの採便方法の長所・短所を踏まえた上で，検査の目的によって適切な方法を選択する（表2-1）。

表2-1 **各採便方法の特徴**

顕微鏡的検査は冷蔵保存で24〜36時間以内のサンプルであれば可能だが，ジアルジアやトリコモナス，一部の線虫類などは冷蔵サンプルでは検査不可である。また，常温で24時間以上保存されたサンプルでは，虫卵やオーシストは成熟が進んでしまうため判別が困難である。

		顕微鏡的検査	免疫学的検査	PCR検査	簡便性	安全性	動物の負担
自宅採便		△	○	○	○	最も高い	なし
院内採便	用手採便	○	○	○	○ 同時に直腸検査を実施できる	動物が暴れた場合に粘膜損傷，消化管穿孔のリスクがある	○子犬・子猫では困難なことが多い ○疼痛を伴うことがある
	採便棒	○	○	○	△	動物が暴れた場合に粘膜損傷，消化管穿孔のリスクがある	○用手採便が不可能なサイズの子犬・子猫でも実施可能

自宅採便

●長所

- 動物にとって負担がない。
- 実際に飼い主が訴えている下痢そのものを観察することができる。
- 院内での採便よりも比較的糞便量が多く得られる。

●短所

- ジアルジアなどのプロトゾア（原虫）の運動性は，排便後10分程度で失われると考えられている。そのため，糞便検査を行うのであれば，自宅よりも院内で採便した新鮮便を用いてできるだけ早く検査を実施した方がよい。
- どうしても飼い主に採便してもらう場合には，排泄後すぐに持ってきてもらうことをお勧めする。排泄直後に運動性がある回虫などは飼い主自身でもすぐに分かる異常であることから，自宅で排泄直後の糞便を観察してもらうことをお願いした方がよい。

⚠ 注意点

- 自宅での採便後，すぐに糞便を持ってくることが難しい場合には，乾燥や汚染を防ぐために密閉された容器を用いて，冷蔵で24～36時間以内であれば保存可能と考えられる。ただし，たとえ冷蔵保存したサンプルであったとしても，ジアルジアやトリコモナス，一部の線虫類などは死滅することを念頭に置く必要がある。
- 常温で24時間以上保存されていた場合には，多くの虫卵やオーシストは成熟が進むと考えられており，そういった変化が生じた場合には糞便中の虫卵やオーシストの判別は困難となる[1]。
- ただし，一部の免疫学的手法を用いた検査（図2-1）やPCR検査では保存便が使用できるため，自宅で採取した糞便も適切に使用すれば非常に有用である（表2-2）。

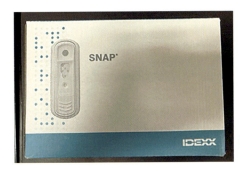

図2-1 院内スナップ検査（スナップ・ジアルジア）

表 2-2 検査方法と対象サンプル（糞便）の保存期間

検査方法	対象サンプル
スナップ・ジアルジア	新鮮便，冷蔵もしくは冷凍で 1 週間
スナップ・パルボ	室温もしくは冷蔵で最大 24 時間
IDEXX 下痢パネル（PCR 法）	2～8℃の冷蔵で 10 日間

■参考文献

1. Ettinger SJ, Feldman EC, Côté E. Textbook of Veterinary Internal Medicine : Diseases of the Dog and the Cat. 8 ed. Elsevier, 2017.

用手採便

●長所

- 特殊な器具なども必要なく，院内で実施する採便方法の中で，最も行いやすい（図2-2）。
- 新鮮便を利用して糞便検査を行うことができる。
- 同時に直腸検査（直腸粘膜の触診）も実施でき，大腸性下痢を呈している症例では，直腸の腫瘤性病変を検出できる場合もある。
- さらに，リンパ腫など直腸での腫瘍性病変を疑っていて糞便の細胞診検査を実施する際には，糞便そのものだけでなく用手にて粘膜表面をさわるようにして採取する。単純に糞便の細胞診検査を行うよりも粘膜病変が多く検出される場合があり，有用である（図2-3）。

●短所

- 結直腸の疾患を有している場合には，採便時に疼痛を呈することも少なくない。
- 肛門の小さい子犬・子猫では実施が困難なことが多い。

●方法

- 清潔なグローブを着用して潤滑剤を塗布し，症例の肛門から優しく指を挿入する。

⚠ 注意点

- 採便時に疼痛を呈することもあるため，動物の様子をよく確認しながら行う。
- 発生率が高い事故ではないと考えられるが，筆者は用手での摘便処置中に直腸を穿孔させる事故に遭遇したことがある。当然だが，人間の力をもってすれば動物の消化管は容易に傷つくことに留意する。
- 条虫の片節や回虫などが視認できる場合もあることから，採便時に観察する。

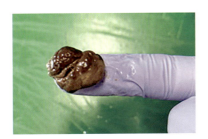

図2-2 用手での採便

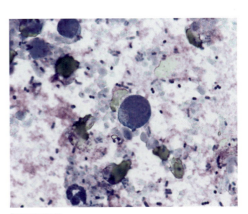

図2-3 糞便塗抹にて観察された大型リンパ球

この症例は消化器型リンパ腫であった。

採便棒を用いた採便

●長所

- 採便棒は人間の指よりも細いため，用手では採取できない体格の小さな症例にも使用することができる。
- 新鮮便を利用して糞便検査を行うことができる。
- トリコモナスのPCR検査での検出率は，用手採便よりも採便棒を用いた方が高いという報告がある。

●短所

- 水様性下痢の症例では，採便棒を用いて糞便を採ってくることはほぼ不可能である。
- プラスチック製の棒を直腸に挿入することから，注意しないと直腸粘膜を傷つける可能性がある。

●方法

- 採便棒を肛門から挿入して糞便を採取することができる(図2-4)。
- 挿入する長さに明確な規定はないが，一般的には採便棒の先端(糞便が入る部分)が直腸に入れば十分である。
- 子犬・子猫の場合には，肛門が小さく，細い採便棒でも挿入することは困難である。その場合には，体温計に付いてきた粘膜や糞便を直接鏡検することも可能である。寄生虫が重度感染している症例では，それくらいの少量のサンプルでも驚くほど大量のトリコモナスやジアルジアなどが観察できることもある。

⚠ 注意点

- 人工物であることから，用手採便と同様に消化管を医原性に傷つけないように十分注意して採便棒を挿入する。
- 前述のように，子犬や子猫の小さな肛門から無理やり採便を試みたり，飼い主に水様性下痢を大量に持参してもらうという非現実的な指示をしたりしなくとも，その場で体温計に付いた糞便をみるだけで十分に評価可能な場合もある。
- 条虫の片節や回虫などが視認できる場合もあることから，採便時に観察する。

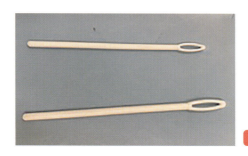

図2-4 採便棒

Chapter 3 サンプルの処理方法

- 総論
- 直接法
  - ウェットマウント法
  - ドライマウント法
- 浮遊法
  - 簡易浮遊法
  - 遠心浮遊法
- 沈殿法
  - 簡易沈殿法
  - 遠心沈殿法

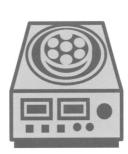
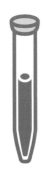

総論

●概要

- 糞便検査において正しい結果を得るためには，糞便サンプルを適切に処理しなければならない。

●種類

- 顕微鏡的検査における糞便サンプルの処理方法は，直接法と集卵法に大別される。
- 直接法はウェットマウント法とドライマウント法，集卵法は浮遊法と沈殿法に分けられる。
- 浮遊法と沈殿法では，いずれも遠心分離の有無により簡易法と遠心法が存在する。

●適応（表 3-1）

- それぞれの処理方法には長所と短所があり，評価項目も異なるため，症例に応じて適切な方法を選択する必要がある。

表 3-1 各処理方法における主な評価項目

分類		染色	主な評価項目		
直接法	ウェットマウント法	無染色	寄生虫	原虫	○ ジアルジア，トリコモナスのトロフォゾイト（栄養体） ○ ジアルジアのシスト（囊子） ○ シストイソスポラのオーシスト
				線虫	○ 回虫，鞭虫，鉤虫の虫卵 ○ 糞線虫の幼虫
				条虫	○ マンソン裂頭条虫，テニア属条虫の虫卵
				吸虫	○ 壺形吸虫の虫卵
			細菌		
			真菌		
			食物由来成分		○ 脂肪滴 ○ デンプン粒 ○ 筋線維
		ルゴール染色	寄生虫	原虫	○ ジアルジア，トリコモナスのトロフォゾイト ○ ジアルジアのシスト
			食物由来成分		○ デンプン粒
		脂肪染色	食物由来成分		○ 脂肪滴
	ドライマウント法	ロマノフスキー染色	寄生虫	原虫	○ ジアルジア，トリコモナスのトロフォゾイト
			細胞成分		
		グラム染色	細菌		
集卵法	浮遊法	無染色	寄生虫	原虫	○ ジアルジアのシスト ○ シストイソスポラのオーシスト
				線虫	○ 回虫，鞭虫，鉤虫の虫卵
				条虫	○ マンソン裂頭条虫，テニア属条虫の虫卵
	沈殿法	無染色	寄生虫	線虫	○ 糞線虫の幼虫
				吸虫	○ 壺形吸虫の虫卵

直接法

- 糞便をスライドグラスに直接塗抹する手法であり，ウェットマウント法とドライマウント法に分けられる。
- 本手法による顕微鏡的検査では，寄生虫や細菌，真菌，食物由来成分，細胞成分を評価できる。

ウェットマウント法

●定義

- 糞便サンプルをウェット(wet)な状態で鏡検する手法である。
- 標本を無染色で，もしくはルゴール染色や脂肪染色を実施して観察する。

●準備するもの（無染色の場合）

- ごく少量の糞便
- スライドグラス
- 生理食塩水※
- 爪楊枝
- カバーグラス（例：18 mm×18 mm）
- 光学顕微鏡

※ルゴール染色，脂肪染色を行う場合は，それぞれヨウ素・ヨウ化カリウム溶液，ズダンⅢ液を準備する。

●手技（図3-1）

① スライドグラスに少量の糞便と生理食塩水1〜2滴をのせる。
② 爪楊枝などを用いてよく混和する。
③ カバーグラスをかぶせて鏡検する。

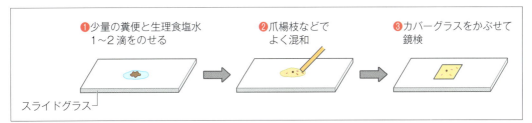

図3-1 ウェットマウント法

⚠ 注意点

- 標本の作製においては糞便量が非常に重要であり，少ないと寄生虫の検出感度が低下し，逆に多いと観察が困難になる(図3-2)。適切な糞便量の目安は，作製した標本を新聞紙の上に置いても印字を読むことができる程度の濁度である。
- 生理食塩水の代わりに水を用いることもできるが，ジアルジアやトリコモナスのトロフォゾイトを検出する際には生理食塩水を用いる方がよい[1]。そのため，筆者は希釈液として毎回生理食塩水を選択している。
- ルゴール染色ではヨウ素・ヨウ化カリウム溶液，脂肪染色ではズダンⅢ液を生理食塩水の代わりに用いる。
- 糞便に大きな夾雑物が混入している場合，カバーグラスをかぶせる前に除去する。

ドライマウント法

●定義

- 糞便サンプルをドライ(dry)な状態で鏡検する手法である。
- ロマノフスキー染色(例：ディフ・クイック，ヘマカラー，ライト・ギムザ)やグラム染色を実施して標本を観察する。

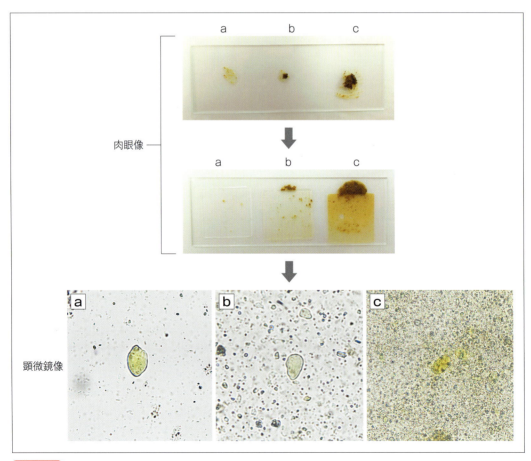

図3-2 ウェットマウント法に用いる糞便量の目安
a：少ない　b：適量　c：多い

●準備するもの

- ごく少量の糞便
- スライドグラス
- 生理食塩水
- 爪楊枝
- 各種染色液
- 光学顕微鏡

●手技(図 3-3)

①スライドグラスに少量の糞便と生理食塩水をのせる。
②爪楊枝などを用いてよく混和した後,薄く広げて風乾する。
③各種染色を行って鏡検する。

※上記以外の方法でも標本を作製することができる。例えば,肛門から直腸内にスワブを入れて採便した場合は図 3-4,用手法により採便した場合は図 3-5 のような方法も実施できる。

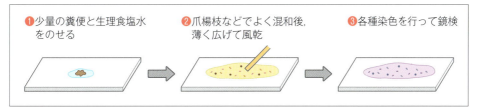

図 3-3 ドライマウント法

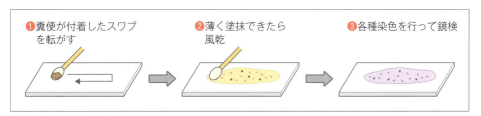

図 3-4 ドライマウント法(スワブを使用)

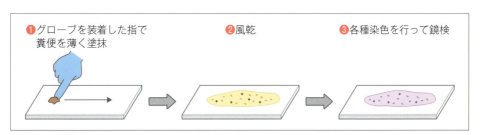

図 3-5 ドライマウント法(指を使用)

●染色法

ディフ・クイック：シスメックス(株)
①固定液に標本を5回浸漬させる（1回あたり1秒，図3-6）。
②標本に付着している余分な固定液を除去し，染色液Ⅰに5回浸漬させる（1回あたり1秒）。
③標本に付着している余分な染色液Ⅰを除去し，染色液Ⅱに5回浸漬させる（1回あたり1秒）。
④標本を水洗した後，乾燥させる。

ヘマカラー：メルク(株)
①溶液1（固定液）に標本を5回浸漬させる（1回あたり1秒）。
②標本に付着している余分な溶液1を除去し，溶液2（赤色液）に5回前後浸漬させる（1回あたり1秒）。
③標本に付着している余分な溶液2を除去し，溶液3（青色液）に10回前後浸漬させる（1回あたり1秒）。
④標本をリン酸緩衝液(pH 7.2)で洗浄(10秒×2回)した後，乾燥させる。

ライト・ギムザ染色[2]
①標本をメタノールで1～2分間固定する。
②メタノールを除去した後，標本の上にライト液をのせて2～3分間静置する。
③ライト液と等量のリン酸緩衝液(pH 6.4)を重層し，よく混和してから5分間静置する。
④標本を水洗した後，ギムザ液をのせて10～15分間静置する。
⑤標本を水洗した後，乾燥させる。

ライト・ギムザ染色(変法)[2]
①標本をメタノールで1～2分間固定する。
②メタノールを除去した後，標本の上に染色液※をのせて20～30分間静置する。
※染色液：ライト液1 mL，ギムザ液0.4 mL，リン酸緩衝液(pH 6.4) 10 mLを混和したもの。
③標本を水洗した後，乾燥させる。

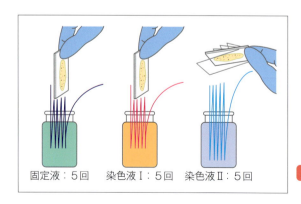

図3-6 標本の浸漬（ディフ・クイック）

グラム染色

①標本をメタノールで1～2分間固定する。

②染色法にはハッカーの変法やバーミー法（山中法），フェイバー法（西岡法）などの種類があり，それぞれ操作が異なるため，表3-2[3,4]を参照されたい。

! **注意点**

○ 染色性は様々な要因により変化し，個人によって好みも分かれる。そのため，上記の染色時間を一例として，各自で適切な染色時間を検討することを勧める。

■参考文献

1. 茅根士郎. 小動物臨床家のための臨床検査機器とその応用（Ⅶ）寄生虫検査の機器. 日本獣医師会雑誌. 1986. 39（7），467-472.
2. 酒井洋樹. 小動物における細胞診の初歩の初歩 増補改訂版. 緑書房，2016.
3. 島津ダイアグノスティクス株式会社. 学術・技術情報 グラム染色液 フェイバーG 使用上の注意. https://clinical-diagnostics.biz.sdc.shimadzu.co.jp/support/information/
4. 田里大輔，藤田次郎. できる！見える！活かす！ グラム染色からの感染症診断 検体採取・染色・観察の基本とケースで身につく診断力. 羊土社，2013.

表3-2 各種グラム染色の手順

フェイバー法は媒染と脱色を同時に行うため，他の方法よりも手順が1つ少ない。
文献3，4より引用・改変

手順	ハッカーの変法		バーミー法（山中法）		フェイバー法（西岡法）	
	試薬	時間	試薬	時間	試薬	時間
前染色	クリスタルバイオレット・シュウ酸アンモニウム液	1分間	クリスタルバイオレット	30秒間	ビクトリアブルー	1分間
水洗						
媒染	ヨウ素・ヨウ化カリウム	1分間	ヨウ素・水酸化カリウム	30秒間	2％ピクリン酸・エタノール	10～30秒間
水洗						
脱色	エタノール	5～10秒間	アセトン・エタノール混液	5～10秒間		
水洗						
後染色	サフラニン	1分間	パイフェル液	30秒間	サフラニンまたはフクシン	1分間
水洗・乾燥						

浮遊法

- 寄生虫の検出感度を高めるために，糞便を浮遊液に溶解した後，寄生虫卵を液面に浮遊させ，夾雑物を沈殿させる手法である。
- 遠心分離の有無により簡易浮遊法と遠心浮遊法に分けられる。

簡易浮遊法

●定義

- 遠心分離を行わず，糞便溶解液中の寄生虫卵を自然に浮遊させる手法である。

●準備するもの

- 数gの糞便
- 遠沈管（容量：10〜15 mL）
- 浮遊液（表3-3）[1]
- 竹串
- カバーグラス（例：18 mm×18 mm）
- スライドグラス
- 光学顕微鏡

●手技（図3-7）

①遠沈管の中に数gの糞便と少量の浮遊液を入れる。

②竹串などを用いてよく混和した後，試験管立てに直立させる。

③遠沈管の開口部ギリギリまで浮遊液を追加する。

④カバーグラスをかぶせて室温で15〜20分間静置する。

⑤④のカバーグラスをスライドグラスの上に置いて鏡検する。

⚠ 注意点

- 糞便中の寄生虫卵と夾雑物をうまく分離するには，浮遊液の比重を寄生虫卵（表3-4）[1]よりも大きく，夾雑物よりも小さく設定する。
- 浮遊液は検査対象とする寄生虫卵に応じて使い分ける必要がある。例えば，ショ糖溶液は比重が1.27と大きく，様々な寄生虫

表3-3 浮遊液の例
文献1より引用・改変

浮遊液	比重	作製方法
飽和食塩水	1.18〜1.20	水1Lあたり食塩 350 g
硫酸亜鉛溶液	1.18〜1.20	水1Lあたり硫酸亜鉛 331 g
硝酸ナトリウム溶液	1.18〜1.20	水1Lあたり硝酸ナトリウム 338 g
硫酸マグネシウム溶液	1.20	水1Lあたり硫酸マグネシウム 450 g
ショ糖溶液	1.27	水355 mLにショ糖 454 g ＋ ホルムアルデヒド液6 mL

卵を浮遊させることができるものの，ジアルジアのシストを変形させてしまうため，識別が困難となる。
- 比重の大きい虫卵（吸虫卵）の検出は困難である。
- 静置時間は15〜20分程度が適切であり，これよりも早いと寄生虫卵の回収数が減少する[1]。

遠心浮遊法

●定義

- 遠心分離を行うことで，糞便溶解液中の寄生虫卵の回収率を向上させる手法である。
- 遠心分離機の種類（水平ローターまたは固定角ローター）によって手技が異なる。

●準備するもの

- 2〜5gの糞便
- ビーカー
- 浮遊液（表3-3）[1]
- アイススティック
- 茶こし
- 遠沈管（容量：10〜15 mL）
- 遠心分離機
- ピペット（固定角ローターの場合）

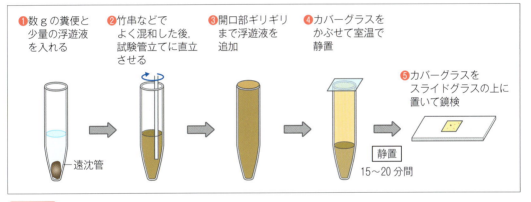

図3-7 簡易浮遊法

表3-4 各寄生虫のシスト，オーシストおよび虫卵の比重

文献1より引用・改変

分類	寄生虫	比重	大きさ(μm)
原虫	ジアルジア（シスト）	1.05	11×9
	シストイソスポラ（オーシスト）	1.11	15〜50
	クリプトスポリジウム（オーシスト）	1.06	4〜6
線虫	犬回虫	1.09	85×75
	猫回虫	1.10	75×65
	犬小回虫	1.06	82×70
	犬鉤虫	1.06	70×45
	猫鉤虫	1.06	70×45
	犬鞭虫	1.15	80×38
条虫	テニア属条虫	1.23	37×32

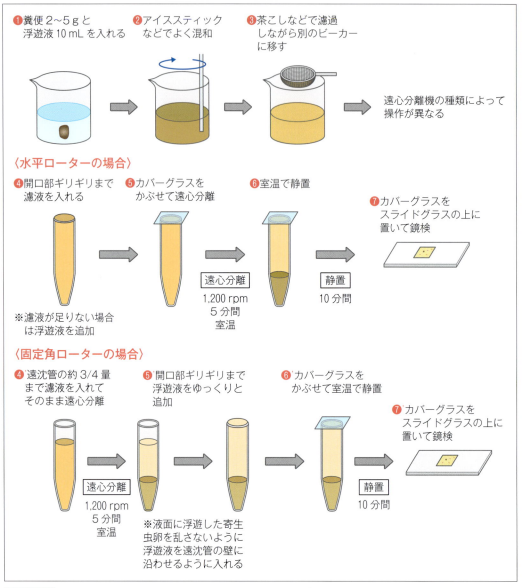

図 3-8 遠心浮遊法

- カバーグラス（例：18 mm×18 mm）
- スライドグラス
- 光学顕微鏡

● **手技**（図 3-8）

①ビーカーなどの中に糞便 2～5 g と浮遊液 10 mL を入れる。
②アイススティックなどを用いてよく混和する。
③茶こしなどを用いて濾過しながら別のビーカーに移す。

水平ローターの場合

④遠沈管の開口部ギリギリまで濾液を入れる。濾液が足りない場合は浮遊液を追加する。
⑤カバーグラスをかぶせて遠心分離（1,200 rpm, 5 分間, 室温）する。
⑥室温で 10 分間静置する。

| 表3-5 | 各手法による寄生虫卵の検出感度 |

nはそれぞれの寄生虫卵が含まれた糞便のサンプル数を示す。
文献2より引用・改変

寄生虫	ウェットマウント法(%)	簡易浮遊法(%)	遠心浮遊法(%)
シストイソスポラ(n=26)	5.7	49	94
犬回虫・猫回虫(n=171)	15	74	89
犬鉤虫(n=206)	27	95	99
犬鞭虫(n=203)	7.4	68	95
テニア属条虫(n=53)	3.9	23	88

⑦⑤のカバーグラスをスライドグラスの上に置いて鏡検する。

固定角ローターの場合

④'遠沈管の約3/4量まで濾液を入れて、そのまま遠心分離(1,200 rpm、5分間、室温)する。

⑤'ピペットを用いて遠沈管の開口部ギリギリまで浮遊液を入れる。その際、液面に浮遊した寄生虫卵を乱さないように、浮遊液を遠沈管の壁に沿わせながらゆっくりと追加する。

⑥'カバーグラスをかぶせて室温で10分間静置する。

⑦'⑥'のカバーグラスをスライドグラスの上に置いて鏡検する。

⚠ 注意点

○ 糞便溶解液の濾過には、茶こしの代わりにガーゼを敷いた漏斗などを用いてもよい。

○ 水平ローターを用いる場合、遠心分離後に10分間静置することが重要であり、そのまま鏡検すると寄生虫卵の回収数が減少する[2]。

○ 水平ローターと固定角ローターの違いによって、寄生虫卵の回収数に大差は認められない[2]。

○ 遠心操作の手間がかかるものの、直接法や簡易浮遊法よりも寄生虫の検出感度が高い(表3-5)[2]。

○ 糞便中に夾雑物が多く含まれる場合、以下の操作を行うことでその数を減らすことができる。

①ビーカーなどの中で糞便2〜5gと水10 mLをよく混和する。

②茶こしなどを用いて濾過しながら別のビーカーに移す。

③得られた濾液を遠沈管(容量：10〜15 mL)の約3/4量まで入れ、遠心分離(2,000 rpm、2分間、室温)する。

※寄生虫卵が壊れる可能性があるため、遠心分離機の回転数は2,500 rpm以上に設定しない。

④遠心分離後に上清を捨て、沈渣を少量の浮遊液に再懸濁する。

以降の操作は図3-8と同様であり、遠心分離機の種類によって異なる。

■参考文献

1. Washabau RJ, Day MJ. Canine and Feline Gastroenterology. Saunders, 2013.

2. Dryden MW, Payne PA, Ridley R, et al. Comparison of common fecal flotation techniques for the recovery of parasite eggs and oocysts. Vet Ther. 2005；6(1)：15-28.

沈殿法

- 寄生虫の検出感度を高めるために，糞便溶解液中の寄生虫卵や幼虫を沈殿させるとともに，夾雑物を浮遊させて除去する手法である。
- 遠心分離の有無により簡易沈殿法と遠心沈殿法に分けられる。

簡易沈殿法

●定義

- 遠心分離を行わず，糞便溶解液中の寄生虫卵や幼虫を自然に沈殿させる手法である。

●準備するもの

- 2〜5 gの糞便
- ビーカー
- 水
- アイススティック
- 茶こし
- 遠沈管（容量：50 mL）
- ピペット
- カバーグラス（例：18 mm×18 mm）
- スライドグラス
- 光学顕微鏡

●手技（図 3-9）

①ビーカーなどの中に糞便2〜5 gと水30 mLを入れる。
②アイススティックなどを用いてよく混和す

る。
③茶こしなどを用いて濾過しながら別のビーカーに移す。
④遠沈管に濾液を入れ，開口部付近まで水を追加する。
⑤室温で 15〜30 分間静置する。
⑥上清を捨てる。
⑦沈渣を水で再懸濁する。
⑧⑤〜⑦の操作を上清が澄むまで繰り返す。
⑨上清を捨てる。
⑩ピペットを用いて少量の沈渣をスライドグラスの上に移し，カバーグラスをかぶせて鏡検する。

⚠ 注意点

- 原則としてすべての沈渣を鏡検する。
- 時間がない場合には沈渣を上層，中層，下層の3つに分けて採取し，それぞれを鏡検する。

遠心沈殿法

●定義

- 遠心分離を行うことで，糞便溶解液中の寄生虫卵や幼虫の回収率を向上させる手法である。
- ホルマリン・酢酸エチル法やホルマリン・エーテル法など，いくつかの手技が存在する[1]。

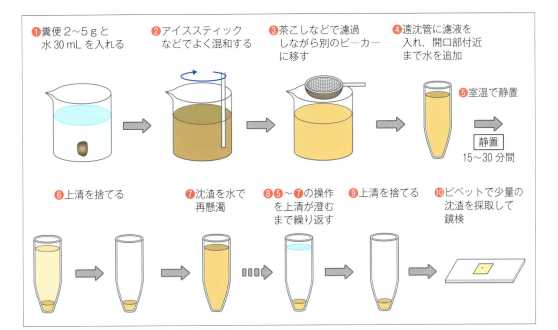

図 3-9 簡易沈殿法

●準備するもの
（ホルマリン・酢酸エチル法）

- 2～5 g の糞便
- ビーカー
- 水
- アイススティック
- 茶こし
- 遠沈管（容量：10～15 mL）
- 遠心分離機
- 10%ホルマリン溶液
- 酢酸エチル[※]
- 竹串
- ピペット
- カバーグラス（例：18 mm×18 mm）
- スライドグラス
- 光学顕微鏡

※ホルマリン・エーテル法を行う場合はジエチルエーテルを準備する。

●手技（図 3-10）

①ビーカーなどの中に糞便 2～5 g と水 10 mL を入れる。

②アイススティックなどを用いてよく混和する。

③茶こしなどを用いて濾過しながら別のビーカーに移す。

④遠沈管の約 3/4 量まで濾液を入れる。

⑤遠心分離（2,000 rpm, 2 分間, 室温）する。

⑥上清を捨てる。

⑦10%ホルマリン溶液 9 mL で再懸濁し, 室温で 30 分間静置する。

⑧酢酸エチル 4 mL を加えて, 30 秒間振盪する。

⑨遠心分離（2,000 rpm, 2 分間, 室温）により, 4 層（上から順に酢酸エチル層, 浮遊糞便層, ホルマリン層, 沈渣層）に分離する。

⑩竹串などを用いて浮遊糞便層を遠沈管の壁から剥がし, 酢酸エチル～ホルマリン層を捨てる。

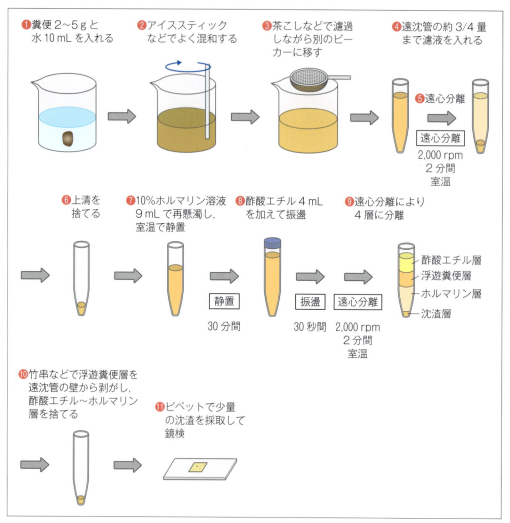

図 3-10 遠心沈殿法（ホルマリン・酢酸エチル法）

⑪簡易沈殿法と同様に，ピペットを用いて少量の沈渣をスライドグラスの上に移し，カバーグラスをかぶせて鏡検する。

> ⚠ 注意点

○ ホルマリン・エーテル法を行う場合は酢酸エチルの代わりにジエチルエーテルを用いるが，ジエチルエーテルは酢酸エチルよりも引火性が高く，使用上の危険性が高い。

■参考文献
1. Young KH, Bullock SL, Melvin DM, et al. Ethyl acetate as a substitute for diethyl ether in the formalin-ether sedimentation technique. J Clin Microbiol. 1979；10(6)：852-3.

Chapter 4 評価と対応

肉眼所見
- 総論
- 糞便スコア
- 粘液便・水様性下痢
- 糞便の色調
- 混入物
- 潜血反応

顕微鏡的検査
- 総論
- 原虫
  - ジアルジア
  - トリコモナス
  - シストイソスポラ
  - その他の原虫
- 線虫
  - 回虫
  - 鞭虫
  - 鉤虫
  - 糞線虫
- 条虫
  - マンソン裂頭条虫
  - 瓜実条虫
  - テニア属条虫
- 吸虫
  - 壺形吸虫
- 球菌と桿菌のバランス
- らせん菌
- 芽胞形成菌
- 真菌
- 脂肪滴
- デンプン粒
- 筋線維
- 上皮細胞
- 白血球
- 赤血球
- 腫瘍細胞

- 抗原検査
- 分子生物学的検査
- $α_1$プロテアーゼインヒビター

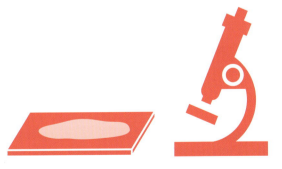

肉眼所見——総論

●臨床的意義

○ 糞便の形状や硬さ，色調，臭気，寄生虫，血液，粘液，脂肪などの含有物を肉眼的に評価することである。

○ 消化器徴候を呈している症例の重症度，病変の局在（小腸性・大腸性），診断補助（寄生虫の検出），治療反応性の評価など，肉眼的に糞便の性状を観察することで得られる情報は非常に多い。

糞便スコア

●臨床的意義

○ 糞便スコアは下痢の程度をできるだけ客観的に把握し，飼い主と共有する上で有用なツールである。

○ 獣医療における糞便スコアは様々なものが用いられている。いずれを使用しても問題ないが，飼い主と獣医師間，同施設の獣医師間で同じスコアリングシステムを使用することが重要である。今回は Purina 糞便スコアリングチャートを紹介する（図4-1）。

○ 糞便スコアと症例の重症度は必ずしも相関しない場合もあるが，一般的には徴候が重いほど糞便スコアは高い。

○ 消化器徴候を呈している症例において，治療反応性の評価に糞便の性状は必要不可欠である。治療開始後に糞便の性状が良化したかを判断する際にも，糞便スコアの写真を飼い主に見せて説明すると評価が行いやすい。

飼い主に確認すること

○ 糞便スコアの図を飼い主に見せて，今の徴候と合致するものはどこに該当するのか確認する。もしくは飼い主に糞便の写真撮影を依頼し，その写真をもとに糞便のスコアリングを実施する。

⚠ 注意点

○ 飼い主の言う「下痢」には軽症〜重症まで含まれていることから，具体的にどういった性状の糞便なのか，肉眼的に観察することを習慣にする。

スコア	画像イメージ	特徴
1	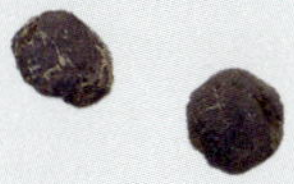	・とても硬く，乾燥している ・しばしば個々に分離したペレット状で排泄される ・排泄時にいきむ必要がある ・拾うときに地面に残らない
2	理想的 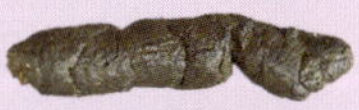	・固まっているが，硬くなく柔軟 ・見た目は分節状 ・拾うときに地面にほとんど，もしくは全く残らない
3	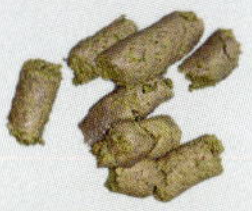	・丸太のような形で，表面は湿潤 ・分節はほとんど，もしくは全く見えない ・拾うときに形は保つが，地面に残る
4	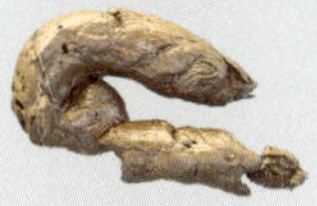	・非常に湿潤で水っぽい ・丸太のような形 ・拾うときに形が崩れ，地面に残る
5	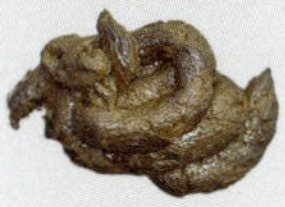	・非常に湿潤だが，形はある ・丸太というよりは，積み重なっている ・拾うときに形が崩れ，地面に残る
6	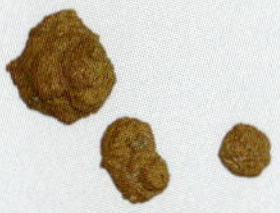	・有形状だが，定まった形はない ・積み重なるように，もしくは点状に排泄 ・拾うときに地面に残る
7	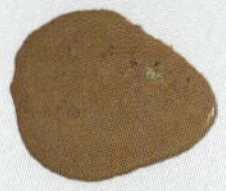	・水様性 ・形はない ・水たまり状

図 4-1 Purina 糞便スコアリングチャート

Nestlé Purina Fecal Scoring Chart は Nestlé Purina 社が作成したスコアリングシステムであり，臨床研究の論文でも採用されている評価方法である。言葉にしにくい糞便の硬さも図を見せることで飼い主または獣医師が客観的に評価できるところに利便性がある（ネスレ日本（株）から転載許可を得て掲載）。

粘液便・水様性下痢

●臨床的意義

ゼリー状の粘液や鮮血が付着していることから大腸性下痢であると確認でき，明らかな水様性下痢であれば小腸性下痢であることが示唆される。このように，排便回数の変化などの臨床徴候と糞便の視診で，小腸性下痢と大腸性下痢の判断ができるようになる。

鑑別疾患

表4-1に粘液便（大腸性下痢）と水様性下痢（小腸性下痢）の主な鑑別疾患を示す。

飼い主に確認すること

下痢の性状（小腸性下痢・大腸性下痢），下痢以外の臨床徴候の有無，徴候がいつから出現しているか（急性下痢・慢性下痢）など，詳細な問診を実施する。

次に行うべき検査

身体検査，血液検査，画像検査，内視鏡検査などを実施することがある。

表4-1 下痢の主な鑑別疾患

NSAIDs：非ステロイド系抗炎症薬　FIV：猫免疫不全ウイルス　FeLV：猫白血病ウイルス
FIP：猫伝染性腹膜炎ウイルス　GIST：消化管間質腫瘍
（小）：小腸性下痢を引き起こす　（大）：大腸性下痢を引き起こす

分類	鑑別疾患
食事	食物不耐性（小），無分別な食事，アレルギー
中毒・薬物	薬物誘発性下痢（ステロイド，NAIDs，シクロスポリン，ミコフェノール酸モフェチルなど）
感染	細菌：カンピロバクター，クロストリジウム，大腸菌，サルモネラ，リケッチア 寄生虫：回虫，鉤虫，鞭虫，条虫，ジアルジア（小），トリコモナス（大） ウイルス：パルボウイルス，コロナウイルス，FIV，FeLV，FIP（大） 真菌
消化管疾患	慢性腸症，消化管潰瘍（小），急性出血性下痢症候群（小），腸リンパ管拡張症（小），繊維反応性大腸性下痢（大），過敏性腸症（大），組織球性潰瘍性大腸炎（大）
非消化管疾患	膵炎，腎疾患，肝胆道系疾患，心疾患，子宮蓄膿症，前立腺炎，膵外分泌不全（小），副腎皮質機能低下症（小），甲状腺機能亢進症（小）
腫瘍（発生部位に依存した臨床徴候）	リンパ腫，腺癌，平滑筋腫，GIST，ガストリノーマ（小），炎症性結直腸ポリープ（大）
物理的障害	異物，重積，狭窄，盲腸反転（大）

144

注意点

- 下痢は非常に幅広い要因で起こるということに注意しなければならない。
- まず問診にて，急性下痢なのか慢性下痢なのかを明らかにする。急性下痢かつ軽症の場合には，対症療法もしくは無治療で治癒することが多い。一方，慢性下痢の場合には，前述した非消化管疾患を含めた多岐にわたる鑑別疾患の絞り込みを行い，それぞれの疾患に沿った治療が必要である。

糞便の色調

●臨床的意義

○ 正常な糞便の色は茶色で，これは胆汁中に含まれるビリルビンが腸内細菌によって還元されてウロビリノーゲンとなり，さらにステルコビリンに変化することによる。しかし，消化器疾患によって様々な肉眼的変化がみられることがある[1]。

●メレナ（黒色便）と鮮血便

○ 肉眼的変化の中で，最も見逃してはいけないものはメレナ（黒色便，図 4-2）と大量の鮮血便（図 4-3）である。

○ 動物が下痢をしている場合にまず考えることは，「急性か慢性か」，そして「急性下痢だった場合でも緊急性があるか」である。メレナや大量の鮮血便を呈している症例は，たとえ急性下痢であったとしても精査を検討する緊急性のある病態が背景にある可能性が高い。したがって，下痢をしている際の重症度の見極めという意味でも肉眼的な観察は重要となる。

○ 一般的には，メレナは上部消化管，鮮血便は下部消化管からの出血を示唆する所見ではあるものの，糞便中に含まれる血液の滞留時間によって色は変化する。そのため，消化管運動性が著しく低下していればメレナの出血点が下部消化管（盲腸や結腸）のこともあり，その逆も然りだと考えられている。

○ 大切なことは，メレナが必ずしも消化管疾患を示唆する所見ではない点である。メレナは単純に血液が消化管を通過した結果であることから，出血点が消化管ではなく呼吸器である場合や，消化管が責任病変ではなく全身性の出血性疾患が原因の場合もある（表 4-2）[1]。したがって，メレナをみた際に考える鑑別の入り口は「消化管疾患による下痢・出血」ではない。

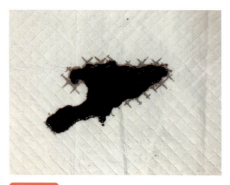

図 4-2 メレナ
画像提供：東京大学附属動物医療センター 中川泰輔先生

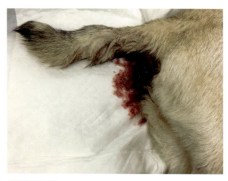

図 4-3 鮮血便
画像提供：東京大学附属動物医療センター 中川泰輔先生

- 消化管疾患であろうという先入観からついつい問診内容が狭まってしまうが，運動不耐性，ストライダー，発咳などの呼吸器疾患の臨床徴候がないかどうか，鼻出血や喀血などがないか，紫斑や血尿などの出血傾向が他臓器に認められていないかなどから確認する。

- 「食事・薬物性の変化」の項を参照）。
- メレナや鮮血便などは緊急性が高い病態が予測されることから，下痢以外の臨床徴候の有無，他に出血点がないかどうか，徴候がいつから出現しているかなどの詳細な問診を実施する。

鑑別疾患

- 糞便の色調の変化に伴う鑑別疾患について，表4-2～4-4 に示す。

次に行うべき検査

- 身体検査，血液検査（凝固系検査も含める），画像検査，内視鏡検査などを実施することがある。

飼い主に確認すること

- 食事や薬物によっても糞便の色調は変化するため，糞便の色調が変化しうるものを摂取していないかどうかを確認する（Chapter1

■参考文献
1. Ettinger SJ, Feldman EC, Côté E. Textbook of Veterinary Internal Medicine : Diseases of the Dog and the Cat. 8 ed. Elsevier, 2017.

表4-2 メレナの原因
文献1より引用・改変

機序	原因
出血性疾患	血小板減少症，凝固因子欠損症，播種性血管内凝固症候群（DIC）など
血液の嚥下	口腔内，鼻腔内，咽喉頭，食道，呼吸器からの出血
胃腸管のびらん，潰瘍	代謝性疾患，炎症性疾患，腫瘍，血管異常，虚血，薬物，外傷

表4-3 鮮血便の原因

分類	原因
分類不明	急性出血性下痢症候群
炎症性疾患	肉芽腫性大腸炎，肛門周囲瘻，大腸炎など
薬物性	NSAIDs
腫瘍性疾患	炎症性ポリープ，下部消化管の腺癌，リンパ腫，形質細胞腫，平滑筋腫・肉腫など
代謝性疾患	副腎皮質機能低下症，尿毒症，肝疾患，膵疾患など
出血性疾患	血小板減少症，凝固因子欠損症など

表4-4 糞便の色調の変化と推測される病態

色調	推測される病態	図
黒色便（メレナ）	上部消化管や呼吸器からの出血（まれに下部消化管からの出血）	図4-2
赤色便（鮮血便）	下部消化管，肛門からの出血	図4-3
灰白色便	胆管閉塞や膵外分泌不全	—
緑色便	消化管通過時間の短縮	—

混入物

●臨床的意義

- 症例が誤食した場合や寄生虫症の場合には，糞便の中に混入物や異物が認められることがある。特に寄生虫症の中で，肉眼的に見落としてはならないのは回虫と条虫であると考えられる。
- 飼い主には，回虫は「輪ゴムや白いひも」（Chapter4 図4-15を参照），条虫の片節は「米粒のようなものが便にくっついている」（図4-4）などと表現されることが多い。これらは排泄直後に動いている様子が肉眼的に観察されることがあり，寄生虫感染を強く疑う大きなヒントとなる。

鑑別疾患

- 回虫，条虫などの肉眼的に観察できる寄生虫
- 異物

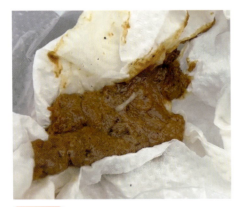

図4-4 瓜実条虫の片節

飼い主に確認すること

寄生虫を疑う場合
- 同居動物の有無
- 他の動物との接触機会
- 排泄された混入物に運動性があったかどうか

異物を疑う場合
- 誤食の心当たりがあるかどうか
- 異物の内容と誤食したタイミング

次に行うべき検査

寄生虫を疑う場合
- 糞便検査（顕微鏡的検査）にて虫卵を検出する。

異物を疑う場合
- まだ排泄されていない異物が消化管内に残っていないかの確認のため，もしくは消化管閉塞を引き起こして嘔吐などが誘発されている可能性があれば，画像検査（超音波検査，X線検査）を行う。

⚠ 注意点

- 糞便検査にてできる限り寄生虫を特定する。複数の種類の寄生虫を駆虫する製品はあるものの，マンソン裂頭条虫などの駆虫薬の高用量投与が必要となる寄生虫も存在することから，寄生虫ごとに適切な薬物を選択する必要がある。

潜血反応

●臨床的意義

○ 獣医療においては，現状糞便検査における潜血反応の臨床的意義は高くなく，一般検査としての実施は推奨されていない。

○ 理想として，メレナなどの目視で分かるレベルの出血が起きる前に消化管からの出血病変を検出することが期待されているが，実際にはうまくいっていない。

○ 食事中に含まれるヘモグロビンによって潜血反応が陽性を示すことから，検査前3日間は加水分解食か肉を含まない食事を食べさせる必要があると考えられている[1,2]。なお，免疫学的手法を用いたとしても感度・特異度がともに高くないという問題があり，健康な犬の糞便でも潜血反応が検出されることが知られている[3]。

○ 最近の論文では，犬に加水分解食と消化器用療法食を食べさせた際の潜血反応を比較すると，食事内容と潜血反応に関連性はなかったことなども報告されている[4]。

○ 猫の場合は過去の報告と同様に，食事の影響を受けることが確認されている。

○ 糞便の新鮮さなどによっても潜血反応の陽性率は変わってくることが示唆されており，いずれにせよ獣医療における潜血反応の臨床的応用やその必要性は研究段階である。

○ 一般の動物病院にて実用段階にある検査ではないにもかかわらず，ときおり「糞便の潜血反応」があったことを問題点として報告を受けることがあるが，意義をよく確認してほしい。

●潜血反応のポイント

○ 潜血反応は実用段階にない。

○ 食事からの影響を除外し，排泄後の時間的経過などの影響も考慮し，正確に「消化管からの出血を証明する」技術は確立されていない。

○ 尿検査用の検査キットなどで糞便の潜血反応を正確に評価することはできないため，使用しない。

■参考文献

1．Tuffli SP, Gaschen F, Neiger R. Effect of dietary factors on the detection of fecal occult blood in cats. J Vet Diagn Invest. 2001；13(2)：177-9.

2．Cook AK, Gilson SD, Fischer WD, et al. Effect of diet on results obtained by use of two commercial test kits for detection of occult blood in feces of dogs. Am J Vet Res. 1992；53(10)：1749-51.

3．Jinbo T, Shimizu M, Hayashi S, et al. Immunological determination of faecal haemoglobin concentrations in dogs. Vet Res Commun. 1998；22(3)：193-201.

4．Pierini A, Bartoletti F, Lubas G, et al. The guaiac-based fecal occult blood test in healthy dogs：Evaluation of the effects of diet, and the ability of the test to detect fecal occult blood. Vet Clin Pathol. 2020；49(1)：71-77.

顕微鏡的検査─総論

●臨床的意義

- 糞便中の寄生虫や細菌，真菌，食物由来成分，細胞成分を顕微鏡で観察し，感染症や腸内環境，消化器系の機能などを評価する。
- 分子生物学的検査(抗原検査，PCR検査)にくらべて精度が劣るものの，簡易かつ安価に実施可能であり，迅速性にも優れているため，スクリーニング検査として有用である。
- 糞便から検出される微生物の中には，一般の動物病院で利用できる分子生物学的検査が存在しないものも含まれており(回虫，鞭虫，鉤虫，条虫，吸虫など)，これらの検出には顕微鏡的検査が重要である。

●評価項目

寄生虫

- 糞便の顕微鏡的検査において最も重要な評価項目である。
- 犬と猫の糞便から検出される寄生虫には様々な種類が存在するため，これらすべてを覚えることは少々骨が折れる。そこで，

まずは日本国内で検出される主な寄生虫(表4-5)を確認し，疫学調査データ(図4-5)[1-3]に基づいて検出頻度が高いものから順に押さえる。

- どのような状態の動物で糞便から寄生虫が検出されやすいかを理解しておくことも重要である(表4-6)[1, 2]。例えば，犬と猫の両方において，6カ月齢以下の個体で寄生虫の検出率が非常に高いことから，若齢動物では特に注意が必要である。一方，糞便の性状については，固形便からも寄生虫が検出されるため，軟便～下痢を呈していないという理由では寄生虫感染を否定できない。

- 寄生虫に対する顕微鏡的検査では，目的にあわせて糞便サンプルの処理方法を選択する必要がある(Chapter 3 表3-1 を参照)。例えば，ジアルジアやトリコモナスのトロフォゾイトの運動性を評価するためにはウェットマウント法(無染色)を選択しなければならず，これ以外の手法では評価できない。また，比重が大きい吸虫卵を検出する場合は沈殿法が有用であり，浮遊法での検出は困難である。

表4-5 国内で飼育される犬・猫の糞便から検出される主な寄生虫

分類		具体例
原虫 (単細胞)		ジアルジア，トリコモナス，シストイソスポラ，クリプトスポリジウム
蠕虫 (多細胞)	線虫	犬回虫，猫回虫，犬小回虫，犬鞭虫，犬鉤虫，猫鉤虫，糞線虫
	条虫	マンソン裂頭条虫，瓜実条虫，テニア属条虫
	吸虫	壺形吸虫

- 様々な要因（糞便サンプルの量や質，評価者の能力）によって検査結果が左右される。したがって，初回の検査で寄生虫が検出されなくても感染の可能性を完全には否定できず，状況に応じて検査を繰り返す必要がある。

- 細菌に対する顕微鏡的検査では球菌と桿菌のバランス，らせん菌や芽胞形成菌の有無について評価する。

細菌

- 糞便中には多種多様な細菌が存在し，これらは形態に基づいて球菌，桿菌，らせん菌に大別される。

真菌

- ときおり，糞便の顕微鏡的検査において酵母様真菌が検出される。
- 代表例として *Cyniclomyces guttulatus* が挙げられる。

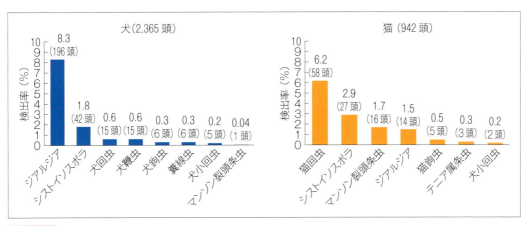

図 4-5 国内の動物病院に来院した犬・猫の糞便を用いた寄生虫検査結果

本調査では遠心沈殿法（ホルマリン・エーテル法）とジアルジアの抗原検査を実施している。直接法やPCR検査を実施していないため，猫において重要なトリコモナスが検出されていないことに注意する。
※他の調査では，国内の動物病院に来院した猫におけるトリコモナスの罹患率が8.8%（13/147頭）と報告されている[3]。同調査ではトリコモナスの検出に糞便培養検査およびPCR検査を実施している。
文献1，2をもとに筆者作成

表 4-6 糞便からの寄生虫の検出率（臨床的特徴別）

文献1，2より引用・改変

臨床的特徴		犬		猫	
		検出率	P値	検出率	P値
年齢	≦6カ月齢	37.9%	<0.0001	22.4%	<0.001
	>6カ月齢	4.1%		6.2%	
糞便の性状	固形便	10.1%	<0.01	10.3%	有意差なし
	軟便〜下痢	19.5%		6.7%	
生活様式	室内			8.5%	<0.001
	室外			19.6%	

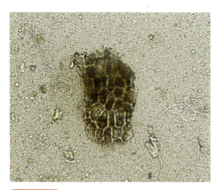

図 4-6 植物細胞
ウェットマウント法(無染色)。

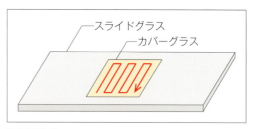

図 4-7 標本の観察方法
観察者に対してステージを前後に動かして，矢印のように標本全体を観察する。

食物由来成分

- 糞便中には微生物以外の成分も含まれており，これらも重要な評価項目である。
- 糞便に含まれる食物由来の脂肪滴，デンプン粒，筋線維を観察することで，消化器系の機能を評価できる。
- 上記の他に植物細胞（図 4-6）が検出されることがあるものの，臨床的意義はない。

細胞成分

- 糞便から検出される細胞成分として，主に消化管に由来する上皮細胞（扁平上皮細胞，円柱上皮細胞），白血球（好中球，好酸球，リンパ球，形質細胞，マクロファージ），赤血球が挙げられる。
- まれではあるが，消化管腫瘍（リンパ腫，腺癌）の腫瘍細胞が糞便中に検出されることもある（Chapter2 図 2-3 を参照）。
- 採便方法の違いが検査結果に影響を与える可能性がある[4]。

●顕微鏡の使用方法

- 一般的に接眼レンズは 10 倍であるが，対物レンズにはいくつかの種類が存在する。いきなり高倍率（対物レンズ 40 倍や 100 倍）で観察するのではなく，まずは低倍率（対物レンズ 4 倍や 10 倍）で標本全体を観察してから，40 倍，100 倍へと倍率を上げていく。
- 図 4-7 のように，ステージを前後に動かして標本全体を観察することで見落としを防ぐ。
- 顕微鏡のコンデンサーを上下に動かしてコントラストを調節すると，対象を観察しやすくなる（図 4-8）。

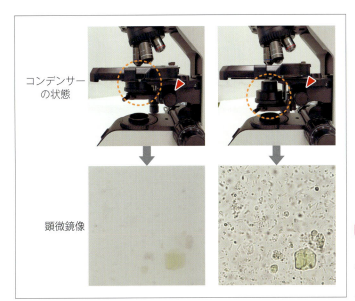

図 4-8 コンデンサーの調節による見え方の違い

ハンドル(矢頭)を回してコンデンサー(破線)を上下させることで，コントラストを調節できる。

■参考文献

1. Itoh N, Kanai K, Tominaga H, et al. Giardia and other intestinal parasites in dogs from veterinary clinics in Japan. Parasitol Res. 2011；109(1)：253-6.
2. Itoh N, Ikegami H, Takagi M, et al. Prevalence of intestinal parasites in private-household cats in Japan. J Feline Med Surg. 2012；14(6)：436-9.
3. Doi J, Hirota J, Morita A, et al. Intestinal Tritrichomonas suis(=T. foetus)infection in Japanese cats. J Vet Med Sci. 2012；74(4)：413-7.
4. Frezoulis PS, Angelidou E, Diakou A, et al. Optimization of fecal cytology in the dog：comparison of three sampling methods. J Vet Diagn Invest. 2017；29(5)：767-771.

原虫

ジアルジア

●病原体の概要

- 種類：*Giardia intestinalis*
  （*G. duodenalis*，*G. lamblia* は同物異名）
- 宿主：犬と猫の両方
- 寄生部位：小腸

●糞便検査での検出形態

- トロフォゾイト（栄養体），シスト（囊子）が検出される（図 4-9）。
- トロフォゾイト：洋梨状，中央部に軸索が走る，左右対称に2個の核が存在，鞭毛を4対8本もち，運動性あり（図 4-10a）。
- シスト：楕円形，内部に2個または4個の核が存在，運動性なし（図 4-10b）。
- ジアルジアの検出形態としてはシストが一般的であるが，トロフォゾイトのみが検出されることもある（図 4-11）[1]。
- 糞便の性状が悪化するにつれて，トロフォゾイトの検出率が高くなる[1]。

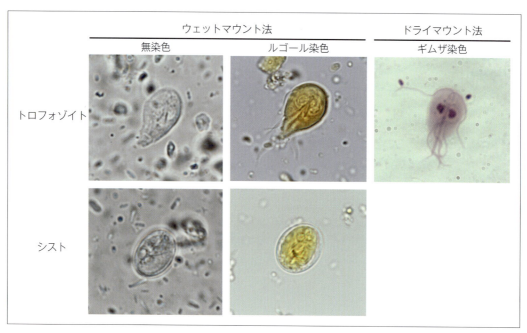

図 4-9　ジアルジア
画像提供：ヤマザキ動物看護大学 伊藤直之先生

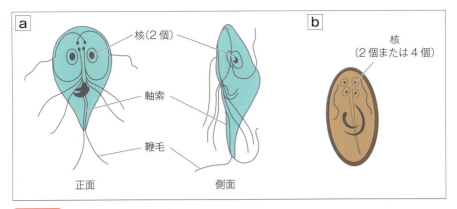

図 4-10 ジアルジア（模式図）
a：トロフォゾイト　b：シスト

●糞便サンプルの処理方法

- トロフォゾイト：直接法
  ▶ 運動性の評価：ウェットマウント法（無染色）
  ▶ 形態の評価：ウェットマウント法（ルゴール染色），ドライマウント法（ロマノフスキー染色）
- シスト：浮遊法
- 直接法でもシストを検出できるが，検査に用いる糞便量がきわめて少ないため，浮遊法にくらべて検出感度が劣る。
- シストの検出には硫酸亜鉛溶液を用いた遠心浮遊法が最適である。

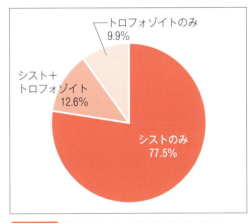

図 4-11 糞便検査におけるジアルジアの検出形態
ジアルジアに感染した犬 151 頭を対象に調査した。
文献1より引用・改変

⚠ 注意点

- トロフォゾイトの運動性を評価するには，採取してから 10 分以内の新鮮便を用いる。
- 粘液便の場合，粘液の部分を検査に用いると虫体が検出されやすい。
- 浮遊液にショ糖溶液を用いるとシストが変形する。
- 鏡検による検出感度は低い（検出されない≠感染していない）。

- 初回の検査結果が陰性でもジアルジア感染の可能性がある症例では糞便検査を繰り返す。ある研究において，ジアルジアに感染している犬 29 頭の糞便を 1 日ごとに 3 回採取し，その中の 1～3 検体を用いて遠心浮遊法（浮遊液：硫酸亜鉛溶液）でシストの検出を試みた。その結果，1 検体のみを用いた場合の検出感度が 72％であったのに対して，2 検体と 3 検体を用いた場合の検出感度はそれぞれ 94％と 100％に上昇した[2]。

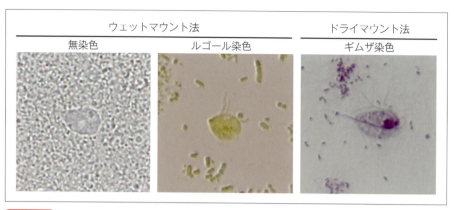

図 4-12 トリコモナス
画像提供：ヤマザキ動物看護大学 伊藤直之先生

○ 人と動物の両方に感染するタイプが存在する。そのため、動物と接触したり糞便を処理したりした後は手をよく洗うよう飼い主や病院スタッフに指導する。

トリコモナス

●病原体の概要

○ 種類：*Tritrichomonas foetus*
○ 宿主：主に猫
※ 犬の場合は主に *Pentatrichomonas hominis* が検出されるものの、こちらは病原性が低い[3]。
○ 寄生部位：回腸、盲腸、結腸

●糞便検査での検出形態

○ トロフォゾイトが検出される（図 4-12）。ジアルジアと異なり、トリコモナスにはシストが存在しない。
○ トロフォゾイト：洋梨状、中央部に軸索が走る、1 個の核が存在、波動膜あり、前鞭毛 3 本と後鞭毛 1 本をもち、運動性あり（図 4-13。*P. hominis* は前鞭毛が 5 本）。

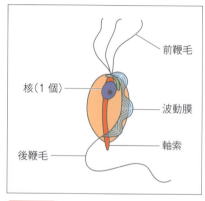

図 4-13 トリコモナス（模式図）

○ 顕微鏡的検査による *T. foetus* と *P. hominis* の鑑別は難しい。

●糞便サンプルの処理方法

○ トロフォゾイト：直接法
　▶ 運動性の評価：ウェットマウント法（無染色）
　▶ 形態の評価：ウェットマウント法（ルゴール染色）、ドライマウント法（ロマノフスキー染色）

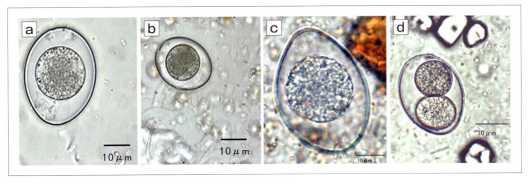

図4-14 シストイソスポラのオーシスト
a：*Cystoisospora canis*　b：*Cystoisospora ohioensis*
c：*Cystoisospora felis*　d：*Cystoisospora rivolta*
a〜cの内部に未分裂のスポロブラスト，dの内部に2つのスポロシストが含まれている。
画像提供：ヤマザキ動物看護大学 伊藤直之先生

⚠ 注意点

- トロフォゾイトの運動性を評価するには，採取してから10分以内の新鮮便を用いる。
- 粘液便の場合，粘液の部分を検査に用いると虫体が検出されやすい。
- 鏡検による検出感度は低い（検出されない≠感染していない）。

ジアルジアとトリコモナスのトロフォゾイトの鑑別

- 両者は形態と動きに基づいて鑑別可能である。
- ジアルジアは正面から見ると左右対称の洋梨状であるが，側面から見ると薄く，角度により厚みが変わる。動きは"falling leaf motility（木の葉が舞い落ちるような運動）"と表現される。
- トリコモナスも洋梨状であるが，どの角度から見ても厚みは変わらない。動きはジアルジアよりも速く，不規則に前方へ進む。

シストイソスポラ

●病原体の概要

- 種類：*Cystoisospora canis*, *C. ohioensis*, *C. burrowsi*, *C. neorivolta*, *C. felis*, *C. rivolta*
- 宿主：*C. canis*, *C. ohioensis*, *C. burrowsi*, *C. neorivolta* は犬，*C. felis*, *C. rivolta* は猫（宿主特異性が高い）
- 寄生部位：いずれの種類も小腸
- コクシジウム類の1つである。

●糞便検査での検出形態

- オーシストが検出される（図4-14）。
- *C. canis* のオーシストは犬に感染する他の3種（*C. ohioensis*, *C. burrowsi*, *C. neorivolta*）にくらべてサイズが大きい。一方，*C. ohioensis*, *C. burrowsi*, *C. neorivolta* のオーシストは形態が似ているため，顕微鏡的検査による鑑別が難しい。
- *C. felis* のオーシストは，同じく猫に感染する *C. rivolta* にくらべてサイズが大きい。

157

●糞便サンプルの処理方法

○ オーシスト：浮遊法
○ 直接法でもオーシストを検出できるが，検査に用いる糞便量がきわめて少ないため，浮遊法にくらべて検出感度が劣る（Chapter 3 **表 3-5** を参照）。

⚠ 注意点

○ 以前はイソスポラ属（*Isospora*）と考えられていたが，哺乳動物に感染する種はシストイソスポラ属（*Cystoisospora*）へ分類が見直された。

その他の原虫

○ クリプトスポリジウム（*Cryptosporidium* spp.）やトキソプラズマ（*Toxoplasma gondii*）が挙げられる。
○ 上記の寄生虫は顕微鏡的検査による検出が難しいことが多く，診断には主に分子生物学的手法を用いる。

■参考文献

1. 伊藤直之. イヌにおけるジアルジア感染の臨床. 動物の原虫病. 2008. 23(1), 10-20.
2. Decock C, Cadiergues MC, Larcher M, et al. Comparison of two techniques for diagnosis of giardiasis in dogs. Parasite. 2003；10(1)：69-72.
3. Itoh N, Iijima Y, Ogura I, et al. Molecular prevalence of trichomonad species from pet shop puppies and kittens in Japan. Rev Bras Parasitol Vet. 2020；29(4)：e014820.

線虫

回虫

●病原体の概要

○ 種類：*Toxocara canis*（犬回虫），*Toxocara cati*（猫回虫），*Toxascaris leonina*（犬小回虫）
○ 宿主：犬回虫は犬，猫回虫は猫，犬小回虫は犬と猫の両方
○ 成虫の寄生部位：いずれの種類も小腸

●糞便検査での検出形態

○ 虫卵が検出される（図4-15a）。
○ 成虫が肉眼的に観察されることもある（図4-15b）。

●糞便サンプルの処理方法

○ 成虫：糞便の肉眼的な観察
○ 虫卵：浮遊法
○ 直接法でも虫卵を検出できるが，検査に用いる糞便量がきわめて少ないため，浮遊法にくらべて検出感度が劣る（Chapter3 表3-5 を参照）。

⚠ 注意点

○ 犬回虫や猫回虫の虫卵を人が経口摂取すると，腸管内で孵化した幼虫が体内を移行し，各種臓器が障害される（幼虫移行症）。

そのため，動物と接触したり糞便を処理したりした後は手をよく洗うよう飼い主や病院スタッフに指導する。

鞭虫

●病原体の概要

○ 種類：*Trichuris vulpis*（犬鞭虫）
○ 宿主：犬
○ 成虫の寄生部位：盲腸，結腸

●糞便検査での検出形態

○ 虫卵が検出される（図4-16）。

●糞便サンプルの処理方法

○ 虫卵：浮遊法
○ 直接法でも虫卵を検出できるが，検査に用いる糞便量がきわめて少ないため，浮遊法にくらべて検出感度が劣る（Chapter3 表3-5 を参照）。

⚠ 注意点

○ まれではあるが，人に感染する可能性が指摘されている。そのため，動物と接触したり糞便を処理したりした後は手をよく洗うよう飼い主や病院スタッフに指導する。

鉤虫

●病原体の概要

- 種類：*Ancylostoma caninum*（犬鉤虫），*Ancylostoma tubaeforme*（猫鉤虫）
- 宿主：犬鉤虫は犬，猫鉤虫は猫
- 成虫の寄生部位：いずれの種類も小腸

●糞便検査での検出形態

- 虫卵が検出される（図4-17）。
- 犬鉤虫と猫鉤虫の虫卵は顕微鏡的検査による鑑別が困難である。基本的には，犬で鉤虫卵が検出された場合は犬鉤虫，猫で鉤虫卵が検出された場合は猫鉤虫を疑う。

●糞便サンプルの処理方法

- 虫卵：浮遊法
- 直接法でも虫卵を検出できるが，検査に用いる糞便量がきわめて少ないため，浮遊法にくらべて検出感度が劣る（Chapter3 表3-5 を参照）。

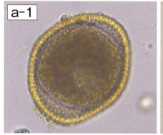
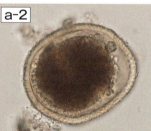
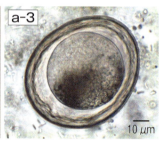
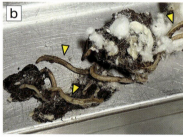

図4-15 回虫

a-1：犬回虫の虫卵。最外層に金平糖状の蛋白膜を有する。球状に近く，内部に卵細胞が含まれている。
a-2：猫回虫の虫卵。犬回虫卵と形態的特徴が類似しているため，顕微鏡的検査による鑑別は難しい。
a-3：犬小回虫の虫卵。最外層に金平糖状の蛋白膜がない。内部に卵細胞が含まれ，卵細胞と卵殻の間隙が犬回虫卵や猫回虫卵よりも広い。
b：犬回虫の成虫。糞便とともに複数の虫体（矢頭）が排泄されている。
a-2の画像提供：大阪公立大学 松林誠先生
a-3の画像提供：ヤマザキ動物看護大学 伊藤直之先生

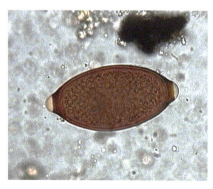

図4-16 犬鞭虫の虫卵

レモン型で卵殻が厚く，両端に栓様構造物が認められる。色調は黄褐色で，内部に卵細胞が含まれている。
画像提供：ヤマザキ動物看護大学 伊藤直之先生

> ⚠ **注意点**
>
> ○ まれではあるが，人に感染する可能性が指摘されている（主に犬鉤虫）。そのため，動物と接触したり糞便を処理したりした後は手をよく洗うよう飼い主や病院スタッフに指導する。

糞線虫

●病原体の概要

○ 種類：*Strongyloides stercoralis*
○ 宿主：主に犬
※猫では *Strongyloides planiceps*（猫糞線虫）が検出されるものの，国内での発生はまれである。
○ 成虫の寄生部位：小腸

●糞便検査での検出形態

○ ラブジチス型幼虫が検出される（図 4-18）。
※猫糞線虫では幼虫保有卵が検出される。

●糞便サンプルの処理方法

○ ラブジチス型幼虫：沈殿法
○ 直接法でも幼虫を検出できるが，検査に用いる糞便量がきわめて少ないため，沈殿法にくらべて検出感度が劣る。

> ⚠ **注意点**
>
> ○ まれではあるが，人に感染する可能性が報告されている。そのため，動物と接触したり糞便を処理したりした後は手をよく洗うよう飼い主や病院スタッフに指導する。

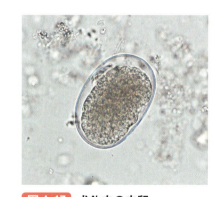

図 4-17　犬鉤虫の虫卵
楕円形で卵殻が薄く，色調は無色で，内部に分割卵が含まれている。
画像提供：大阪公立大学 松林誠先生

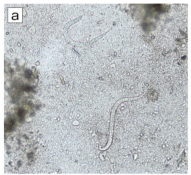 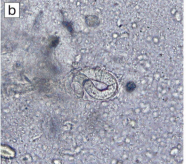

図 4-18　糞線虫の幼虫と幼虫保有卵
基本的にはラブジチス型幼虫（a）の形態で検出されるが，幼虫保有卵（b）が検出されることもある。

条虫

マンソン裂頭条虫

●病原体の概要

- 種類：*Spirometra erinaceieuropaei*
- 宿主：主に猫
- 成虫の寄生部位：小腸

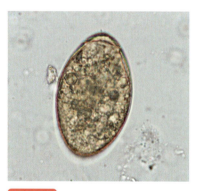

図 4-19 マンソン裂頭条虫の虫卵
左右非対称のラグビーボール型で、両端がやや尖っており、片端に卵蓋が認められる。色調は淡黄色で、内部に卵細胞が含まれている。
画像提供：大阪公立大学 松林誠先生

●糞便検査での検出形態

- 片節、虫卵が検出される（図 4-19）。
- マンソン裂頭条虫は擬葉目（図 4-20a）に分類され、片節に産卵孔（子宮孔）が存在しているため、宿主の腸管内で産卵する。

●糞便サンプルの処理方法

- 片節：糞便の肉眼的な観察
- 虫卵：直接法または浮遊法
- マンソン裂頭条虫は1日あたりの産卵数が非常に多いことから、直接法でも虫卵を検出できる。

> ⚠ 注意点
>
> - 壺形吸虫と中間宿主（カエル、ヘビ）が同一であるため、混合感染が多い。

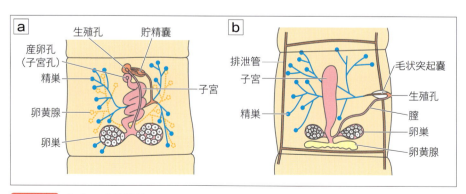

図 4-20 条虫の成熟片節
a：擬葉目。片節に産卵孔（子宮孔）が存在する。　b：円葉目。片節に産卵孔（子宮孔）が存在しない。

瓜実条虫

●病原体の概要

- 種類：*Dipylidium caninum*
- 宿主：犬と猫の両方
- 成虫の寄生部位：小腸

●糞便検査での検出形態

- 片節，卵嚢，虫卵が検出される（図 4-21）。
- 瓜実条虫は円葉目（図 4-20b）に分類され，片節に産卵孔（子宮孔）が存在しないため，産卵しない。ただし，宿主の腸管内で片節が壊れた場合は，糞便中に卵嚢や虫卵が検出される。

●糞便サンプルの処理方法

- 片節：糞便の肉眼的な観察
- 卵嚢：直接法
- 虫卵：浮遊法

> ⚠️ **注意点**
>
> - まれではあるが，人への感染が報告されている。
> - ノミやハジラミを介して動物や人に感染するため，これらを定期的に駆虫するよう飼い主に指導する。

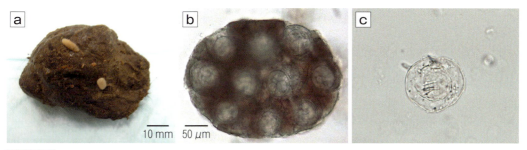

図 4-21 瓜実条虫
a：片節。白色で米粒状の受胎片節が糞便中に排泄される。運動性あり。
b：卵嚢。片節の崩壊により外界に出る。1つの卵嚢内に数個〜十数個の虫卵が含まれている。
c：虫卵。無色〜淡黄色で，卵殻内に六鉤幼虫とそれを取り囲む幼虫被殻が認められる。
a，bの画像提供：ヤマザキ動物看護大学 伊藤直之先生
cの画像提供：大阪公立大学 松林誠先生

テニア属条虫

●病原体の概要

- 種類：主に *Taenia taeniaeformis*（猫条虫）
- 宿主：猫（猫条虫）
- 成虫の寄生部位：小腸（猫条虫）

●糞便検査での検出形態

- 片節，虫卵が検出される（図 4-22）。
- テニア科（テニア属とエキノコックス属）の虫卵は形態が似ているため，顕微鏡的検査による鑑別が困難である。

●糞便サンプルの処理方法

- 片節：糞便の肉眼的な観察
- 虫卵：浮遊法
- 直接法でも虫卵を検出できるが，検査に用いる糞便量がきわめて少ないため，浮遊法にくらべて検出感度が劣る（Chapter3 表3-5 を参照）。

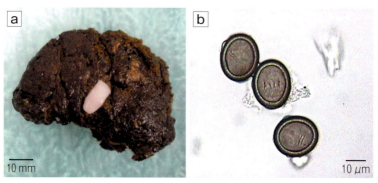

図 4-22 テニア属条虫
a：片節。白色で扁平な受胎片節が糞便中に排泄される。運動性あり。
b：虫卵。卵殻はすでに壊れており，六鉤幼虫とそれを取り囲む幼虫被殻が認められる。
画像提供：ヤマザキ動物看護大学 伊藤直之先生

吸虫

壺形吸虫

●病原体の概要

- 種類：*Pharyngostomum cordatum*
- 宿主：猫
- 成虫の寄生部位：小腸

●糞便検査での検出形態

- 虫卵が検出される（図 4-23）。

●糞便サンプルの処理方法

- 虫卵：沈殿法
- 壺形吸虫の虫卵は比重が大きいため、浮遊法での検出が困難である。
- 直接法でも虫卵を検出できるが、検査に用いる糞便量がきわめて少ないため、沈殿法にくらべて検出感度が劣る。

> ⚠️ **注意点**
>
> - マンソン裂頭条虫と中間宿主（カエル、ヘビ）が同一であるため、混合感染が多い。

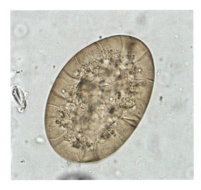

図 4-23　壺形吸虫の虫卵
大型の楕円形で、卵殻表面にピントを合わせると亀甲状の紋理（サッカーボールのような模様）が認められる。色調は黄褐色で、内部に卵細胞が含まれている。
画像提供：大阪公立大学 松林誠先生

球菌と桿菌のバランス

●意義
- 糞便中の球菌と桿菌の割合を求めることで、症例の腸内環境を評価する。

●糞便サンプルの処理方法
- ウェットマウント法（無染色，図4-24a）またはドライマウント法（グラム染色，図4-24b）

●評価
- 光学倍率1,000倍で無作為に選んだ10視野を観察し、球菌と桿菌の割合を求める。
- 通常、犬・猫の糞便では桿菌が大部分を占めるが、球菌が主体（≧50%）の場合は腸内環境が乱れている可能性がある。

鑑別疾患
- ある研究において、球菌が主体の場合を異常と定義したところ、健康犬40頭では異常が検出されなかったのに対して、急性下痢を呈する犬の30%（12/40頭）、慢性下痢を呈する犬の10%（4/40頭）で異常が検出された[1]。したがって、特に急性下痢を呈する症例では球菌と桿菌のバランスが乱れている可能性がある。

⚠ 注意点
- 前述の研究では、ドライマウント法で糞便サンプルを処理している。
- 球菌と桿菌のバランスの異常が、下痢の原因と結果のどちらにあたるかは不明である。
- 抗菌薬の影響を強く受けるため、症例の投薬歴を確認した上で検査結果を解釈する。

■参考文献
1. Benvenuti E, Bottero E, Pierini A, et al. The swab-sampled dry fecal cytology in healthy dogs and in dogs with acute and chronic diarrhea：a pilot study. Jpn J Vet Res. 2020；68(3)：151-158.

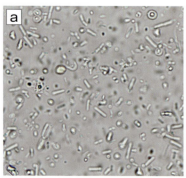
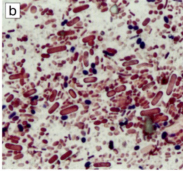

図4-24 球菌と桿菌のバランス
a：ウェットマウント法（無染色）
b：ドライマウント法（グラム染色）
通常、糞便中の細菌は桿菌が大部分を占める。

らせん菌

●定義

- 菌体がらせん状に湾曲した細菌であり、グラム陰性桿菌の *Campylobacter* 属菌や *Helicobacter* 属菌、スピロヘーター目の *Leptospira* 属菌などが含まれる。
- 犬と猫の糞便から検出されるらせん菌としては *Campylobacter* 属菌が重要であり、その菌体は"gull-wing（カモメの翼）"と比喩される特徴的な形態を示す（図4-25）。

●糞便サンプルの処理方法

- ドライマウント法（グラム染色）

●評価

- 光学倍率1,000倍で無作為に選んだ10視野を観察し、カモメの翼状の形態を呈するグラム陰性桿菌について1視野あたりの平均個数を求める。

鑑別疾患

- ある研究において、1視野あたり平均5個以上の菌体が検出される場合を異常と定義したところ、健康犬40頭および慢性下痢を呈する犬40頭では異常が検出されなかったのに対して、急性下痢を呈する犬の12.5%（5/40頭）では異常が検出された[1]。したがって、特に急性下痢を呈する症例ではカモメの翼状の形態を呈するらせん菌が増殖している可能性がある。

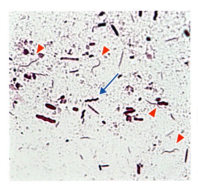

図4-25 らせん菌
ドライマウント法（グラム染色）。矢頭はカモメの翼状の形態を示すグラム陰性桿菌であり、*Campylobacter* 属菌が疑われる。一方、矢印もらせん菌であるが、こちらは *Campylobacter* 属菌ではないと考えられる。
画像提供：ボストン大学 茂木朋貴先生

⚠ 注意点

○ *Campylobacter* 属菌は一次または二次病原体となる可能性があるものの，不顕性感染も多い[2]。そのため，下痢を呈する症例で本菌が検出された場合，他の疾患の鑑別を行いながら臨床徴候との関連を慎重に判断する。

次に行うべき検査 ▶▶

○ 細菌の同定には糞便培養検査や分子生物学的検査を用いる（顕微鏡的検査では困難）。

■参考文献

1. Benvenuti E, Bottero E, Pierini A, et al. The swab-sampled dry fecal cytology in healthy dogs and in dogs with acute and chronic diarrhea：a pilot study. Jpn J Vet Res. 2020；68(3)：151-158.
2. Acke E. Campylobacteriosis in dogs and cats：a review. N Z Vet J. 2018；66(5)：221-228.

芽胞形成菌

●定義

○ 熱や乾燥，消毒薬などに耐性を示す芽胞を菌体内に形成する能力をもつ細菌であり，*Bacillus* 属菌や *Clostridium* 属菌などが含まれる。

○ 犬と猫の糞便から検出される代表的な芽胞形成菌として，グラム陽性桿菌の *Clostridioides difficile*（2016 年に *Clostridium difficile* から改名）と *Clostridium perfringens*（こちらは名称変更なし）が挙げられる。

●糞便サンプルの処理方法

○ ウェットマウント法（無染色，図 4-26a）またはドライマウント法（グラム染色，図 4-26b）

●評価

○ 光学倍率 1,000 倍で無作為に選んだ 10 視野を観察し，芽胞形成菌について 1 視野あたりの平均個数を求める。

📖 鑑別疾患

○ ある研究において，1 視野あたり平均 5 個以上の菌体が検出される場合を異常と定義したところ，健康犬の 5 ％（2/40 頭），急性下痢を呈する犬の 22.5 ％（9/40 頭），慢性下痢を呈する犬の 5 ％（2/40 頭）で異常が検出された[1]。したがって，特に急性下痢を呈する症例では芽胞形成菌が増殖している可能性がある。

注意点

- 前述の研究では，ドライマウント法で糞便サンプルを処理している。
- *C. difficile* や *C. perfringens* は下痢を呈する症例のみでなく，健康な動物からも検出されることから，宿主に対する病原性の判断が難しい。
- 各細菌が産生する毒素※は下痢を呈する症例である程度特異的に検出されるものの[2]，臨床徴候との因果関係までは分からない。

※分子生物学的検査により *C. difficile* では toxin A および B，*C. perfringens* では αtoxin を検出する。

次に行うべき検査

- 細菌の同定には糞便培養検査や分子生物学的検査を用いる（顕微鏡的検査では困難）。

■参考文献

1. Benvenuti E, Bottero E, Pierini A, et al. The swab-sampled dry fecal cytology in healthy dogs and in dogs with acute and chronic diarrhea：a pilot study. Jpn J Vet Res. 2020；68(3)：151-158.
2. Marks SL, Kather EJ, Kass PH, et al. Genotypic and phenotypic characterization of Clostridium perfringens and Clostridium difficile in diarrheic and healthy dogs. J Vet Intern Med. 2002；16(5)：533-40.

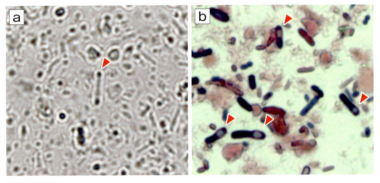

図 4-26 芽胞形成菌
a：ウェットマウント法（無染色）　b：ドライマウント法（グラム染色）
矢頭は菌体内に形成された芽胞を示す。

真菌

●定義

- 代表例として酵母様真菌の *Cyniclomyces guttulatus* が挙げられる。以下，本真菌について解説する。
  - ウサギや齧歯類の消化管内に常在しており，以前は *Saccharomyces*（または *Saccharomycopsis*）*guttulata* と呼ばれていた。
  - 菌体は"spectacle case-shape（眼鏡ケース型）"と比喩される特徴的な形態を示す（図 4-27）。
  - 犬ではときおり検出されるが，猫ではまれである。

●糞便サンプルの処理方法

- ウェットマウント法（無染色）。

●評価

- 光学倍率 400 倍で 5 視野を観察し，眼鏡ケース型の酵母様真菌について合計数を求める。

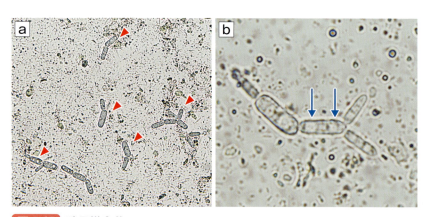

図 4-27 酵母様真菌
ウェットマウント法（無染色）。
a：矢頭は酵母様真菌を示し，形態的特徴から *Cyniclomyces guttulatus* と判断した。
b：拡大像。楕円形の菌体内に円形構造（矢印）が認められる（spectacle case-shape）。

鑑別疾患

- ある研究において，5視野で200個を超える菌体が検出される場合を異常と定義したところ，慢性下痢を呈する犬の14%（215/1,564頭）で異常が検出された。一方，健康犬の18%（25/140頭）でも異常が検出されたことから，宿主に対する病原性の判断が難しい[1]。

注意点

- 糞便中に *C. guttulatus* が検出された犬や猫に対して抗真菌薬（ナイスタチン）を投与すると，一部の症例で消化器徴候が改善したとの報告があり[1,2]，まれではあるが日和見感染を起こす可能性も指摘されている。

■参考文献

1. Mandigers PJ, Duijvestijn MB, Ankringa N, et al. The clinical significance of Cyniclomyces guttulatus in dogs with chronic diarrhoea, a survey and a prospective treatment study. Vet Microbiol. 2014 ; 172(1-2) : 241-7.
2. Peters S, Houwers DJ. A cat with diarrhoea associated with the massive presence of Cyniclomyces guttulatus in the faeces. Tijdschr Diergeneeskd. 2009 ; 134(5) : 198-9.

脂肪滴

●定義
- ウェットマウント法(無染色)において無色透明の球状構造物として観察される(図4-28a)。
- 比重が小さいため,糞便中の他の成分よりもカバーグラス側で焦点が合う。

●糞便サンプルの処理方法
- ウェットマウント法(無染色または脂肪染色)
- 糞便中の夾雑物との鑑別が難しい場合は,脂肪染色を行うことで脂肪滴が橙〜赤色に染まるため,鑑別が容易になる(図4-28b)。

●評価
- 通常,糞便中に脂肪滴はほとんど検出されない。
- 光学倍率400倍で1視野あたり数個以上の脂肪滴が検出される場合,陽性と判定する。

鑑別疾患
- 陽性の場合,消化吸収不良(膵外分泌不全,胆汁排出障害など)が疑われる[1]。

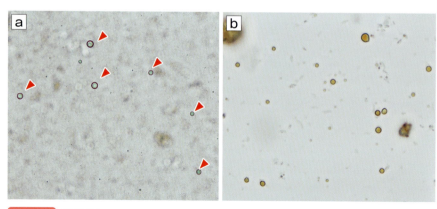

図4-28 脂肪滴
a:ウェットマウント法(無染色)。無色透明の球状構造物(矢頭)が多数認められる。
b:ウェットマウント法(脂肪染色)。aの球状構造物が橙色に染まる。

⚠ 注意点

- 低脂肪食を摂取している場合，偽陰性となる可能性がある。
- 膵外分泌不全の鑑別には本検査よりも血清トリプシン様免疫活性（TLI）の測定の方が優れている。

飼い主に確認すること

- 前述の注意点を踏まえて，食事内容を確認する。

次に行うべき検査 ≫

- 必要に応じて膵臓，肝胆道系，消化管の評価（血清 TLI の測定など）を行う。

■参考文献

1. Willard MD, Twedt DC. Small Animal Clinical Diagnosis by Laboratory Methods. 5 ed. Willard MD, Tvedten H, ed. Saunders, 2012, p. 208-246.

デンプン粒

● 定義

- ウェットマウント法（無染色）において無色透明の楕円状構造物として観察され，拡大すると年輪のような同心円の層状構造が認められる（図 4-29a）。

● 糞便サンプルの処理方法

- ウェットマウント法（無染色またはルゴール染色）
- 糞便中の夾雑物との鑑別が難しい場合は，ルゴール染色を行うことでデンプン粒が青紫色に染まるため，鑑別が容易になる（図 4-29b）。

● 評価

- 通常，糞便中にデンプン粒はまれにしか検出されない（光学倍率 400 倍で 1 視野あたり 0〜5 個）[1]。
- デンプン粒が大量に検出される場合，陽性と判定する。

📖 鑑別疾患

- 陽性の場合，消化吸収不良（膵外分泌不全など）が疑われる。

⚠ 注意点

- デンプンが豊富に含まれた食事を摂取している場合，偽陽性となる可能性がある。
- 脂肪滴にくらべて偽陽性・偽陰性となることが多く，検査精度が低い。
- 膵外分泌不全の鑑別には本検査よりも血清 TLI の測定の方が優れている。

飼い主に確認すること

- 前述の注意点を踏まえて、食事内容を確認する。

次に行うべき検査

- 必要に応じて膵臓、消化管の評価（血清TLIの測定など）を行う。

■参考文献
1. Willard MD, Twedt DC. Small Animal Clinical Diagnosis by Laboratory Methods. 5 ed. Willard MD, Tvedten H, ed. Saunders, 2012, p. 208-246.

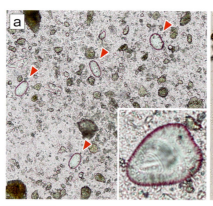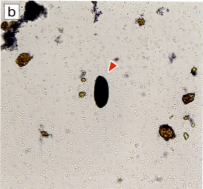

図 4-29 デンプン粒

a：ウェットマウント法（無染色）。矢頭はデンプン粒を示す。右下はデンプン粒の拡大像で、年輪のような同心円の層状構造が認められる。
b：ウェットマウント法（ルゴール染色）。ヨウ素デンプン反応によりデンプン粒が青紫色に染まっている（矢頭）。

筋線維

●定義

- ウェットマウント法（無染色）において大小様々な形状を呈する黄色の構造物として観察される。
- 未消化の筋線維では内部に明瞭な横紋構造が認められるのに対して、消化された筋線維では横紋構造が消失している（図 4-30）。

●糞便サンプルの処理方法

- ウェットマウント法（無染色）

●評価

- 通常，様々な消化状態の筋線維が検出される。
- 未消化の筋線維が大量に検出される場合，陽性と判定する。

鑑別疾患

- 陽性の場合，消化吸収不良（膵外分泌不全など）が疑われる。

注意点

- 肉類を含まない食事を摂取している場合，糞便中に筋線維は検出されない。
- 脂肪滴にくらべて偽陽性・偽陰性となることが多く，検査精度が低い。
- 膵外分泌不全の鑑別には本検査よりも血清 TLI の測定の方が優れている。

飼い主に確認すること

- 前述の注意点を踏まえて，食事内容を確認する。

次に行うべき検査

- 必要に応じて膵臓，消化管の評価（血清 TLI の測定など）を行う。

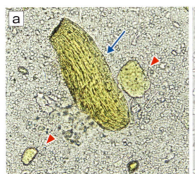
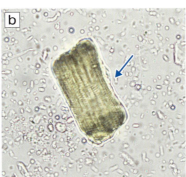

図 4-30 筋線維
ウェットマウント法（無染色）。
矢印：未消化の筋線維であり，内部に明瞭な横紋構造が認められる。
矢頭：消化された筋線維であり，横紋構造が消失している。

上皮細胞

●定義

- 症例の消化管から剥離した上皮細胞が糞便中に検出されることがある。
- 具体的には扁平上皮細胞と円柱上皮細胞が認められる。

●糞便サンプルの処理方法

- ドライマウント法(ロマノフスキー染色,図4-31)

●評価

- 光学倍率100倍で標本全体を観察し,各上皮細胞について1視野あたりの平均個数を求める。

 鑑別疾患

- ある研究において,1視野あたり平均50個以上の扁平上皮細胞または平均20個以上の円柱上皮細胞が検出される場合を異常と定義したところ,健康犬,急性下痢または慢性下痢を呈する犬(下痢の原因として腫瘍性疾患を除く)のいずれにも異常が検出されなかった[1]。したがって,正常上皮細胞を評価する臨床的意義は低いと考えられる。

⚠ 注意点

- 前述の研究では,生理食塩水で湿らせたスワブを肛門から直腸に対して45度の角度で挿入し,1〜4cm進めた部位の粘膜面上で4〜5回転させることで糞便を採取している[1]。
- 採便方法の違いが検査結果に影響を与える可能性がある[2]。

■参考文献

1. Benvenuti E, Bottero E, Pierini A, et al. The swab-sampled dry fecal cytology in healthy dogs and in dogs with acute and chronic diarrhea: a pilot study. Jpn J Vet Res. 2020;68(3):151-158.
2. Frezoulis PS, Angelidou E, Diakou A, et al. Optimization of fecal cytology in the dog: comparison of three sampling methods. J Vet Diagn Invest. 2017;29(5):767-771.

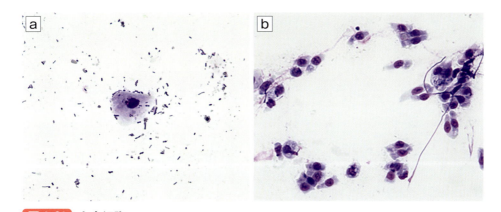

図 4-31 上皮細胞
ドライマウント法(ヘマカラー染色)。
a：扁平上皮細胞　b：円柱上皮細胞

白血球

●定義

- 症例の消化管に炎症が起きている場合，糞便中に白血球が検出されることがある。
- 具体的には好中球や好酸球，リンパ球，形質細胞，マクロファージが認められる。
- 糞便中の白血球の評価から炎症の原因を特定することは困難である。

●糞便サンプルの処理方法

- ドライマウント法（ロマノフスキー染色，図 4-32）

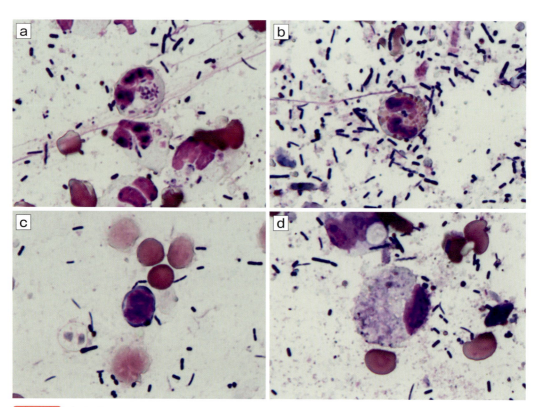

図 4-32 白血球
ドライマウント法（ヘマカラー染色）。
a：好中球（細菌貪食像を伴う）　b：好酸球　c：小型リンパ球　d：マクロファージ

●評価

○ 光学倍率100倍で標本全体を観察し，各白血球について1視野あたりの平均個数を求める。
○ 光学倍率1,000倍で無作為に選んだ10視野を観察し，細菌貪食像の有無を調べる。

鑑別疾患

○ ある研究において，健康犬，急性下痢または慢性下痢を呈する犬（下痢の原因として腫瘍性疾患を除く）に対する評価が行われている（表4-7）[1]。

⚠ 注意点

○ 前述の研究では，生理食塩水で湿らせたスワブを肛門から直腸に対して45度の角度で挿入し，1〜4cm進めた部位の粘膜面上で4〜5回転させることで糞便を採取している[1]。
○ 採便方法の違いが検査結果に影響を与える可能性がある[2]。

■参考文献

1. Benvenuti E, Bottero E, Pierini A, et al. The swab-sampled dry fecal cytology in healthy dogs and in dogs with acute and chronic diarrhea：a pilot study. Jpn J Vet Res. 2020；68(3)：151-158.
2. Frezoulis PS, Angelidou E, Diakou A, et al. Optimization of fecal cytology in the dog：comparison of three sampling methods. J Vet Diagn Invest. 2017；29(5)：767-771.

表4-7 糞便中の白血球に対する評価基準とそれに基づく判定結果

判定結果の各値は異常と判断された症例数を示す。1種類の白血球において異なるアルファベットがついている群間には有意差あり。
文献1より引用・改変

白血球	評価基準 異常	判定結果 健康犬	急性下痢	慢性下痢
好中球	≧10個/視野	0/40 (0%)[a]	36/40 (90%)[b]	29/40 (72.5%)[b]
好酸球	≧5個/視野	0/40 (0%)	2/40 (5%)	2/40 (5%)
小型リンパ球	≧10個/視野	0/40 (0%)[a]	7/40 (17.5%)[b]	14/40 (35%)[b]
形質細胞	≧5個/視野	0/40 (0%)[a]	3/40 (7.5%)[a]	14/40 (35%)[b]
マクロファージ	≧5個/視野	1/40 (2.5%)[a]	9/40 (22.5%)[b]	12/40 (30%)[b]
細菌貪食像	あり	0/40 (0%)[a]	25/40 (62.5%)[b]	9/40 (22.5%)[c]

赤血球

●定義

- 症例の下部消化管からの出血に起因して、糞便中に赤血球が検出されることがある。
- 症例が鮮血便を呈する場合、糞便中の赤血球を評価する意義はない。

●糞便サンプルの処理方法

- ドライマウント法（ロマノフスキー染色、図4-33）

●評価

- 光学倍率400倍で無作為に選んだ10視野を観察し、赤血球について1視野あたりの平均個数を求める。

鑑別疾患

- ある研究において、1視野あたり平均1個以上の赤血球が検出される場合を異常と定義したところ、健康犬40頭では異常が検出されなかったのに対して、急性下痢を呈する犬の27.5%（11/40頭）および慢性下痢を呈する犬の10%（4/40頭）で異常が検出された[1]。したがって、特に急性下痢を呈する症例では糞便中に赤血球が検出される可能性がある。
- 鑑別として腸炎や炎症性ポリープ、消化管腫瘍などが挙げられる。

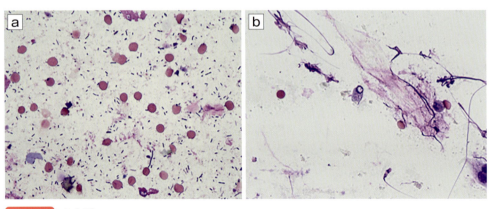

図4-33 赤血球
ドライマウント法（ヘマカラー染色）。
a：鮮血便を呈する犬。大量の赤血球が認められるものの、臨床徴候より消化管からの出血が疑われるため、本症例では赤血球を評価する意義がない。
b：鮮血便を呈さない犬。aの症例よりも赤血球数が少ないものの、本症例では赤血球を評価する意義がある。

> ⚠ 注意点

- 前述の研究では，生理食塩水で湿らせたスワブを肛門から直腸に対して45度の角度で挿入し，1〜4 cm進めた部位の粘膜面上で4〜5回転させることで糞便を採取している[1]。
- 採便に伴う出血で糞便サンプルに赤血球が混入する可能性があるため，採便方法によっては検査結果の解釈が困難になる。

次に行うべき検査

- 直腸検査（未実施の場合）
- その他の検査内容は症例の状態による。

■参考文献
1. Benvenuti E, Bottero E, Pierini A, et al. The swab-sampled dry fecal cytology in healthy dogs and in dogs with acute and chronic diarrhea：a pilot study. Jpn J Vet Res. 2020；68(3)：151-158.

腫瘍細胞

●定義
- まれではあるが，消化管腫瘍（リンパ腫，腺癌など）の腫瘍細胞が糞便中に検出されることがある[1, 2]。
- 本検査では結腸や直腸に発生した腫瘍が対象となる。

●糞便サンプルの処理方法
- ドライマウント法（ロマノフスキー染色）

●評価
- 糞便中の腫瘍細胞に対する評価基準はない。

鑑別疾患
- 異型を伴う大型リンパ球が大量に検出される場合，高悪性度リンパ腫の存在が疑われる（Chapter2 図 2-3 を参照）。
- 異型を伴う上皮細胞が検出される場合，腺癌の存在が疑われるものの，過形成との鑑別が重要である。

注意点
- 糞便中の腫瘍細胞に基づいた消化管腫瘍の診断は困難であり，確定診断には病変部の病理組織学的検査が必要である。
- 採便方法の違いが検査結果に影響を与える可能性がある。例えば，直腸リンパ腫の犬から用手法，擦過法（スワブを使用）または大腸洗浄で採便したところ，用手法と擦過法では大型リンパ球が検出されたものの，大腸洗浄では検出されなかったという報告がある[1]。

次に行うべき検査
- 直腸検査（未実施の場合）
- 直腸検査で異常が検出されない場合，画像検査（超音波検査など）により病変の有無を調べる。

■参考文献
1. Frezoulis PS, Angelidou E, Diakou A, et al. Optimization of fecal cytology in the dog：comparison of three sampling methods. J Vet Diagn Invest. 2017；29(5)：767-771.
2. Trumel C, Dossin O. Fecal Cytology. In：Veterinary Cytology. 1 ed. Sharkey LC, Radin MJ, Seelig D, ed. Wiley Blackwell, 2020, p. 407-410.

抗原検査

●定義

- 抗原抗体反応により病原体の有無を確かめるための検査である。
- 国内で一般に流通していて犬・猫の糞便検査に用いることができる抗原検査キットには，スナップ・ジアルジア（ジアルジア），スナップ・パルボ（犬パルボウイルス），チェックマン CPV（犬パルボウイルス），チェックマン CDV（犬ジステンパーウイルス），TECHLAB *C. DIFF* QUIK CHEK コンプリートキット（*C. difficile*，人用）などがある。

●臨床的意義

- 院内で簡便かつ迅速に病原体の有無を確認できる。
- 感度が高いため，顕微鏡的検査での検出が困難な病原体に有用である。
- スクリーニング検査として用いれば，ジアルジアや犬パルボウイルスの陰性証明となる。
- チェックマン CPV の例（図 4-34）：糞便検体を混和したコンジュゲート液をサンプル口に垂らし，規定の色素が対照部（Control）および判定部（Test）に出現した場合は陽性，判定部に出現しない場合は陰性と判定する。
  - ※対照部に規定の色素が出現しない場合，正常に試験が行われていないと判断され，再検査が必要である。

⚠ 注意点

- 犬パルボウイルス・犬ジステンパーウイルスは，生ワクチン接種後1カ月ほどはワクチン由来のウイルス粒子がわずかに糞便中に排出されるため，検査時の徴候の原因ではなくとも陽性となる可能性がある。
- 犬ジステンパーウイルスはまれな病原体のため，抗原検査で陽性であった場合でも偽陽性の疑いをもち，分子生物学的検査を併用して再検討すべきである。

飼い主に確認すること

- 品種，年齢，食事も含めた飼育環境
- 同居動物の有無
- 消化器徴候の程度，神経徴候や呼吸器徴候の有無

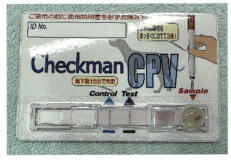

図 4-34 チェックマン CPV

糞便検体を混和したコンジュゲート液をサンプル口に垂らし，規定の色素が対照部および判定部に出現した場合は陽性，判定部に出現しない場合は陰性と判定する。

分子生物学的検査

●定義

○ 糞便中に含まれる遺伝子を PCR 反応により増幅させ，細菌やウイルス，寄生虫が存在しているかを判定する。
○ 遺伝子の有無のみを判断する通常の PCR 法と，遺伝子の量まで判断できるリアルタイム PCR 法がある。

●臨床的意義

○ ごく微量の遺伝子でも検出され，病原体の有無を確認できる最も感度の高い検査である。
○ 複数の病原体を同時に検出できるパネル検査も活用されている（表 4-8）。
○ 遺伝子が存在さえしていれば，すでに死滅した病原体でも検出できるため，新鮮便以外でも検査可能である。
○ 基本的に外注検査であるが，所要日数は 4～5 日と比較的短い。

表 4-8 分子生物学的検査の対象となる病原体の例

検査会社ごとに検出できる病原体は異なるため，目的に合った検査会社・項目を選択する。網羅的に検査する場合は複数項目を対象としたパネル検査，特定の病原体のみ確かめたい場合は単項目での検査を依頼する。

犬	猫
糞線虫（*Strongyloides stercoralis*）	トキソプラズマ（*Toxoplasma gondii*）
シストイソスポラ（*Cystoisospora* spp.）	クリプトスポリジウム（*Cryptosporidium* spp.）
ネオスポラ（*Neospora* spp.）	ジアルジア（*Giardia* spp.）
クリプトスポリジウム（*Cryptosporidium* spp.）	トリコモナス（*Tritrichomonas foetus*,
ジアルジア（*Giardia* spp.）	*Pentatrichomonas hominis*）
犬パルボウイルス	猫汎白血球減少症ウイルス
犬ジステンパーウイルス	猫腸コロナウイルス
犬腸コロナウイルス	*Clostridium perfringens* αtoxin
犬サーコウイルス	*Salmonella* spp.
Clostridium perfringens αtoxin	*Campylobacter jejuni*
Clostridioides difficile toxin A・B	*Campylobacter coli*
Campylobacter jejuni	
Campylobacter coli	
Salmonella spp.	

> ⚠️ **注意点**

- 糞便中にわずかに存在していただけの病原体も検出してしまうため，真に病原性を発揮している原因なのか考える必要がある。
- 抗原キットと同様，犬パルボウイルス・犬ジステンパーウイルスは，生ワクチン接種後1カ月ほどはワクチン由来のウイルス粒子がわずかに糞便中に排出されるため，検査時の徴候の原因ではなくとも陽性となる可能性がある。
- 糞便検体は1〜2g(小指第1関節程度)あれば十分である。滅菌容器に入れ，中身が漏れないようにパラフィルムを巻いて密封した上で，冷蔵保存する。できる限り猫砂などの異物は除去しておく(図4-35)。

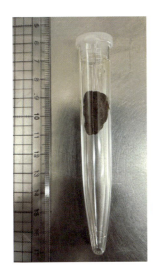

図 4-35 分子生物学的検査に供する糞便検体
糞便検体は1〜2g(小指の第1関節程度)あれば十分である。猫砂などの異物はできる限り除去しておき，滅菌容器に入れ，漏れないようにパラフィルムを巻いて密封した上で，冷蔵保存する。

α_1 プロテアーゼインヒビター

●定義

○ 蛋白漏出性腸症(PLE)において，腸からの蛋白質の漏出の証明に用いる。

○ α_1 プロテアーゼインヒビターの質量は約60,000 Da と，アルブミンとおよそ同じサイズの蛋白質であることから，アルブミンが腸から漏出する際には同様に α_1 プロテアーゼインヒビターも漏出していると考えられている。

○ α_1 プロテアーゼインヒビターはアルブミンとは異なり腸内での加水分解を受けないことから，これを測定することで蛋白質の腸からの漏出をより直接的に評価できると考えられている[1]。

●臨床的意義

○ PLE は日々の診療において遭遇頻度が少なくない疾患である。それゆえに「症例が下痢をしている→低アルブミン血症が認められた→内視鏡検査で腸炎と診断された→PLE と診断した」という流れができあがってしまっているかもしれない。しかし，この一見ありがちなフローチャートには，「いずれの検査においても，腸からの蛋白質の漏出を証明していない」という致命的な誤りがある。

○ 例えば蛋白漏出性腎症(PLN)では，尿中の蛋白質を測定する検査(尿中蛋白/クレアチニン比［UPC］など)によって尿中へのアルブミン・蛋白質の漏出を知ることがで

きる。一方で，PLE では糞便中のアルブミン・蛋白質を正確に測定できるような検査はない。

○ 低アルブミン血症に至る原因は非常に多岐にわたり(表 4-9)，さらに PLE は副腎皮質機能低下症などの非消化管疾患でも起きる[2](表 4-10)。これらの疾患は下痢などの消化器徴候を呈すため臨床徴候から区別することはできない上に，治療方法は全く異なってくる。

○ PLE の診断は，他の疾患の除外を根拠としており，その背景を理解せずに診断を行うと誤診につながることとなる。糞便中 α_1 プロテアーゼインヒビターは，そのような除外診断に頼る現状のギャップを埋めるべく研究されている項目の 1 つである。

⚠ 注意点

○ 腸からの蛋白質の漏出を証明することは難しく，獣医療において PLE はあくまで除外診断に基づいているという限界がある。

○ α_1 プロテアーゼインヒビターは国内での商業ベースでの検査運用は行われておらず，臨床的意義についてまだ議論の余地がある。

○ 今後導入できる検査としてではなく，「蛋白質の腸からの漏出」はどのように評価すべきなのか，その背景を考える糞便検査の 1 つのキーワードとして，知ってもらいたい。

表 4-9 低アルブミン血症の主な原因

生合成の減少	飢餓, 肝不全, 炎症(負の急性相蛋白)
再分布	毛細血管透過性の亢進, サードスペースへの喪失
破壊の亢進	敗血症, 酸化障害によるアルブミン変性
喪失の亢進	PLE, PLN, 消化管出血

表 4-10 PLE の主な原因

急性下痢	パルボウイルス, 急性出血性下痢症候群, 鉤虫など
炎症性腸疾患	形質細胞性腸炎, 好酸球性腸炎, 肉芽腫性腸炎
リンパ管拡張症	原発性, 二次性
消化管感染症	ヒストプラズマ症など
消化器型リンパ腫	
副腎皮質機能低下症	

■参考文献

1. Murphy KF, German AJ, Ruaux CG, et al. Fecal alpha1-proteinase inhibitor concentration in dogs with chronic gastrointestinal disease. Vet Clin Pathol. 2003；32(2)：67-72.

2. Wakayama JA, Furrow E, Merkel LK, et al. A retrospective study of dogs with atypical hypoadrenocorticism：a diagnostic cut-off or continuum? J Small Anim Pract. 2017；58(7)：365-371.

索引

【数字】
1回排便量 ································ 116

【欧文】
α_1 プロテアーゼインヒビター ·········· 186
β-ヒドロキシ酪酸 ······················ 64
Bacillus 属菌 ························· 168
BRAF 遺伝子変異検査 ················ 107
Campylobacter 属菌 ·················· 167
Clostridioides difficile［*Clostridium difficile*］ ····· 168
Clostridium perfringens ············· 168
Clostridium 属菌 ····················· 168
Cyniclomyces guttulatus ············ 170
DPD/CRE［尿中デオキシピリジノリン/
　クレアチニン比］ ···················· 109
falling leaf motility ···················· 157
gull-wing［カモメの翼］ ·············· 167
Helicobacter 属菌 ···················· 167
HPF ···································· 68
Leptospira 属菌 ······················ 167
LPF ···································· 73
MN/CRE［尿中遊離メタネフリン/
　クレアチニン比］ ···················· 105
NAG/CRE［尿中 N-アセチル-グルコサミニダーゼ/
　クレアチニン比］ ···················· 109
NMN/CRE［尿中遊離ノルメタネフリン/
　クレアチニン比］ ···················· 105
N-アセチル-グルコサミニダーゼ［NAG］ ········ 32, 102
PCR 法 ································· 184
pH ································ 60, 87
pH メーター ···························· 60
Saccharomyces guttulata
　［*Saccharomycopsis guttulata*］ ············· 170
spectacle case-shape［眼鏡ケース型］ ·············· 170
Sternheimer 染色［S 染色］ ············ 41
TLI［トリプシン様免疫活性］ ··········· 173–175
UAC［尿中微量アルブミン/クレアチニン比］··· 66, 100
UCC［尿中コルチゾール/クレアチニン比］ ··········· 103
UPC［尿中蛋白/クレアチニン比］ ········· 66, 100, 186
USG［尿比重］ ························· 54
V-BTA ································· 109

【あ行】
亜硝酸塩 ······························ 72
アセト酢酸 ····························· 64
アセトン ······························ 64
圧迫排尿による採尿 ··················· 20
アルカリ尿 ······················ 60, 88, 93
アルブミン ···················· 66, 102, 186

医原性の血尿 ························· 27
医原性の尿路感染 ················· 21, 27
　── 医原性の下部尿路感染 ·········· 20
　── 医原性の上部尿路感染 ·········· 20
医原性の尿路損傷 ····················· 21
移行上皮癌 ···························· 107
移行上皮細胞 ······················ 78, 81
イソスポラ属 ························· 158
犬回虫 ································· 159
犬鉤虫 ································· 160
犬小回虫 ······························ 159
犬鞭虫 ································· 159
異物 ··································· 148
ウェットマウント法（尿検査） ·········· 73
ウェットマウント法（糞便検査） ········ 129
瓜実条虫 ························ 148, 163
ウロビリノーゲン ··················· 47, 146
ウロビリノーゲン尿 ················· 47, 52
ウロビリン ························ 47, 52
栄養体［トロフォゾイト］ ··········· 154, 156
エキノコックス属 ····················· 164
エステラーゼ ·························· 71
エチレングリコール ···················· 89
遠心沈殿法 ···························· 138
遠心浮遊法 ···························· 135
円柱 ··································· 84
円柱上皮細胞 ························· 176
オーシスト ······················ 135, 157

【か行】
回虫 ··································· 159
過形成 ···························· 81, 182
カテーテル ···························· 22
カテーテル採尿 ························ 21
褐色細胞腫 ···························· 105
芽胞形成菌 ···························· 168
カモメの翼［gull-wing］ ·············· 167
顆粒円柱 ······························ 84
簡易沈殿法 ···························· 138
簡易浮遊法 ···························· 134
桿菌（尿検査） ························· 95
桿菌（糞便検査） ···················· 166–168
肝胆道系疾患 ···················· 47, 52, 91
偽円柱 ································· 86
希釈尿 ································· 54
寄生虫（尿検査） ······················ 98
寄生虫（糞便検査） ···················· 150
球菌（尿検査） ························· 95
球菌（糞便検査） ······················ 166

188

急性下痢 ……………………… 119，145，166-168，180
吸虫 …………………………………………………… 165
筋線維 ………………………………………………… 175
屈折計 ………………………………………………… 36
グラム陰性桿菌(尿検査) ………………………… 72
グラム陰性桿菌(糞便検査) ……………………… 167
グラム染色(尿検査) ……………………………… 43
グラム染色(糞便検査) …………………………… 133
グラム陽性桿菌(糞便検査) ……………………… 168
クリプトスポリジウム …………………………… 158
グルコース［ブドウ糖］ ………………………… 62
血管内溶血 …………………………………………… 91
血色素 ………………………………………………… 68
血色素尿［ヘモグロビン尿］ ………………… 48，68
結晶 …………………………………………………… 87
血尿 ……………………………… 19，48，68，75
ケトーシス …………………………………………… 64
ケトン体 ……………………………………………… 64
ケトン尿 ……………………………………………… 64
原虫 …………………………………………………… 154
顕微鏡 ……………………………………… 73，152
顕微鏡的検査 ………………………………………… 150
高アンモニア血症 …………………………………… 90
高カルシウム尿 ……………………………………… 89
高血圧 ……………………………………… 66，101
抗原検査 ……………………………………………… 183
高コレステロール血症 ……………………………… 94
好酸球 ………………………………………………… 178
鉤虫 …………………………………………………… 160
好中球(尿検査) …………………………………… 78
好中球(糞便検査) ………………………………… 178
高張尿 ……………………………………… 54，56
高比重尿 …………………………………… 54，57
高ビリルビン血症 ………………………… 47，52
酵母様真菌(尿検査) ……………………………… 97
酵母様真菌(糞便検査) …………………………… 170
高ミオグロビン血症 ………………………………… 50
コクシジウム類 ……………………………………… 157
黒色便［メレナ］ ………………………… 116，146
コレステロール結晶 ………………………………… 94
コンタミネーション …………… 39，79，95，99
混入物 ………………………………………………… 148

【さ行】
細菌(尿検査) ……………………………………… 95
細菌(糞便検査) …………………………………… 151
細菌尿 ……………………………………… 72，95
採尿方法 …………………………………… 18，39
採便棒 ………………………………………………… 126
採便方法 ……………………………………………… 122
酸性尿 ………………………………………………… 60
産卵孔［子宮孔］ ………………………… 162，163
ジアルジア ………………………… 154，157，183

色調(尿検査) ………………………………………… 46
色調(糞便検査) …………………………… 118，146
糸球体疾患 ………………………………… 66，102
シスチン結晶 ………………………………………… 94
シスチン尿症 ………………………………………… 94
シスト［嚢子］ …………………………… 135，154
シストイソスポラ …………………………………… 157
自然排尿による採尿 ………………………………… 18
自宅採便 ……………………………………………… 123
しぶり ………………………………………………… 116
脂肪円柱 ……………………………………………… 86
脂肪染色 …………………………… 77，129，172
脂肪滴(尿検査) ………………………… 76，77，97
脂肪滴(糞便検査) ………………………………… 172
シュウ酸カルシウム結晶 ………………………… 89
　── 一水和物 …………………………………… 89
　── 二水和物 …………………………………… 89
終末血尿 ……………………………………………… 48
集卵法 ………………………………………………… 128
出血 ………………………………… 68，146，180
腫瘍(尿検査) …………………………… 81，107
腫瘍細胞(糞便検査) ……………………………… 182
硝酸塩 ………………………………………………… 72
硝子円柱 ……………………………………………… 84
条虫 ………………………………………… 148，162
小腸性下痢 ………………………………… 116，144
上皮円柱 ……………………………………………… 84
上皮細胞(尿検査) ……………………… 81，84
上皮細胞(糞便検査) ……………………………… 176
初期血尿 ……………………………………………… 48
食事 …………………………………………………… 118
食事反応性腸症 ……………………………………… 119
食物由来成分 ………………………………………… 152
真菌(尿検査) ……………………………………… 97
真菌(糞便検査) …………………………… 151，170
新鮮便 ……………………………………… 125，126
腎尿細管上皮細胞 …………………………………… 81
膵外分泌不全 ……………………… 172，173，175
水様性下痢 …………………………………………… 144
ズダン染色 …………………………………………… 77
ステルコビリン …………………………… 52，146
ストルバイト［リン酸アンモニウムマグネシウム］…… 88
スピロヘーター目 …………………………………… 167
精子 ………………………………………… 83，94
赤色尿 …………………………………… 48，50，68
赤血球(尿検査) ……………… 68，75，77，96，97
赤血球(糞便検査) ………………………………… 180
赤血球円柱 …………………………………………… 86
セルパック …………………………………………… 30
全期血尿 …………………………………… 19，48
潜血尿 ………………………………………………… 68
潜血反応(尿検査) ………………………………… 68
潜血反応(糞便検査) ……………………………… 149

189

鮮血便 ························ 116，146，180	―― 臨床的意義 ························ 15
線虫 ································· 159	尿細管の障害 ························ 84
前立腺癌 ···························· 107	―― 近位尿細管障害 ·············· 62
	尿酸アンモニウム結晶 ················ 90
【た行】	尿試験紙 ···················· 33，58
大腸性下痢 ·················· 116，144	―― 尿試験紙検査の手技 ············ 33
多飲多尿 ····························· 56	尿中 N-アセチル-グルコサミニダーゼ/
濁度 ································· 46	クレアチニン比［NAG/CRE］ ········ 109
多尿 ································· 56	尿中アルブミン（濃度） ·········· 66，100
胆管閉塞 ····························· 91	尿中コルチゾール/クレアチニン比［UCC］ ······ 103
胆汁排出障害 ························ 172	尿中蛋白/クレアチニン比［UPC］ ····· 66，100，186
蛋白尿 ··················· 66，94，96	尿中蛋白質（濃度） ·············· 66，100
―― 糸球体性 ···················· 101	尿中デオキシピリジノリン/クレアチニン比
―― 腎後性 ···················· 102	［DPD/CRE］ ···················· 109
―― 腎性 ···················· 101	尿中微量アルブミン/クレアチニン比［UAC］ ··· 66，100
―― 腎前性 ···················· 101	尿中遊離ノルメタネフリン/クレアチニン比
―― 生理的な蛋白尿 ·············· 100	［NMN/CRE］ ···················· 105
―― 尿細管性 ···················· 102	尿中遊離メタネフリン/クレアチニン比
蛋白漏出性腎症［PLN］ ······· 94，102，186	［MN/CRE］ ···················· 105
蛋白漏出性腸症［PLE］ ················ 186	尿沈渣検査 ···················· 39，73
腟鏡 ···························· 21，23	―― 尿沈渣標本の作製方法 ·········· 40
中間尿 ······························· 19	尿糖 ································· 62
虫卵 ················· 135，159-165	―― 生理的な尿糖 ················ 62
超音波ガイド ························ 27	尿培養検査 ···················· 44，96
直接法 ····················· 128，129	尿比重［USG］ ······················ 54
直腸検査 ···························· 125	尿比重屈折計 ························ 36
沈殿法 ····························· 138	尿比重検査 ························ 36
壺形吸虫 ·················· 162，165	―― 尿比重検査の手順 ············ 37
低アルブミン血症 ··················· 186	尿量 ································· 33
低張尿 ····················· 54，56	尿路感染症 ···················· 95，99
低比重尿 ···················· 54，56	尿路結石 ···························· 60
ディフ・クイック ···················· 132	尿路上皮細胞 ························ 81
定量培養 ····························· 99	猫回虫 ································· 159
テニア属条虫 ························ 164	猫鉤虫 ································· 160
デンプン粒（糞便検査） ··············· 173	猫条虫 ································· 164
等張尿 ····················· 54，56	猫糞線虫 ···························· 161
糖尿病 ····················· 63，64	粘液便 ··············· 116，144，155，157
トキソプラズマ ····················· 158	嚢子［シスト］ ·············· 135，154
ドライマウント法（尿検査） ············ 73	濃縮尿 ················· 53，66，91
ドライマウント法（糞便検査） ·········· 130	膿尿 ································· 79
トリコモナス ················ 156，157	ノルメタネフリン ···················· 105
トリプシン様免疫活性［TLI］ ········ 173-175	
トロフォゾイト［栄養体］ ········ 154，156	**【は行】**
	バーミー法［山中法］ ··················· 133
【な行】	排便回数 ···························· 116
肉眼所見（尿検査） ·············· 33，46	ハッカーの変法 ······················ 133
肉眼所見（糞便検査） ················· 142	白血球（尿検査） ··········· 71，78，96
西岡法［フェイバー法］ ·········· 43，133	白血球（糞便検査） ··················· 178
尿化学分析装置 ······················ 33	白血球円柱 ························ 85
尿検査	非晶性リン酸塩 ······················ 93
―― サンプル処理 ················ 30	ビリルビン ·············· 46，52，146
―― 手順 ······················ 15	ビリルビン結晶 ······················ 91
―― フロー ······················ 31	ビリルビン尿 ············· 47，52，91

フェイバー法［西岡法］ ································· 43，133
副腎皮質機能亢進症 ······································· 103
物理化学性状（尿検査） ······························· 33，59
ブドウ糖［グルコース］ ····································· 62
浮遊液 ·· 134
浮遊法 ·· 134
フリーキャッチ ··· 18
分子生物学的検査（糞便検査） ························· 184
糞線虫 ·· 161
糞便検査
　―― サンプルの処理方法 ······················· 128
　―― 手順 ·· 115
　―― 臨床的意義 ······································· 114
糞便スコア ··· 142，143
閉塞性黄疸 ··· 47
ヘマカラー ·· 132
ヘモグロビン ························· 52，68，101，149
ヘモグロビン尿［血色素尿］ ······················ 48，68
ベンス・ジョーンズ蛋白 ······························· 109
片節 ····································· 148，162-164
鞭虫 ··· 159
扁平上皮細胞（尿検査） ···································· 81
扁平上皮細胞（糞便検査） ······························· 176
膀胱炎 ····························· 80，81，88，89，96
膀胱穿刺による採尿 ·· 27
保存・処理方法（尿検査） ·································· 44
保存便 ·· 123
ホルマリン・エーテル法 ······························· 139
ホルマリン・酢酸エチル法 ····························· 139

【ま行】
マクロファージ ··· 178
慢性下痢 ··· 119，145
慢性腎臓病［CKD］ ······················ 55，57，100

マンソン裂頭条虫 ································· 162，165
ミオグロビン ························· 50，68，101
ミオグロビン尿 ························ 48，50，68
眼鏡ケース型［spectacle case-shape］ ··············· 170
メタネフリン ··· 105
メレナ［黒色便］ ······························· 116，146
門脈体循環シャント ·· 90

【や行】
薬剤感受性試験 ··························· 44，80，96，99
薬剤関連結晶 ··· 94
薬物 ··· 118
山中法［バーミー法］ ··································· 133
溶血 ··· 53，68
溶血性疾患 ··· 91
用手採便 ·· 125
用手法（尿検査） ··· 24
ヨウ素・ヨウ化カリウム溶液 ··························· 129
幼虫移行症 ·· 159
幼虫保有卵 ·· 161

【ら行】
ライト・ギムザ染色 ····································· 132
らせん菌 ·· 167
ラブジチス型幼虫 ··· 161
卵嚢 ··· 163
リアルタイム PCR 法 ·································· 184
リン酸アンモニウムマグネシウム［ストルバイト］ ····· 88
リン酸カルシウム結晶 ···································· 92
リンパ球 ·· 178
リンパ腫 ·· 125，182
ルゴール染色 ····································· 129，173
ロウ様円柱 ··· 84
ロマノフスキー染色 ······································ 130

191

監修者

米澤智洋（よねざわ ともひろ）

東京大学大学院農学生命科学研究科 准教授（獣医臨床病理学研究室）
獣医師，博士（獣医学）

1976年兵庫県生まれ。2001年東京大学卒業後，2005年同大学院にて博士号取得。味の素株式会社での勤務，北里大学助手，助教，講師などを経て，2013年より現職。専門は伴侶動物の腎泌尿器病，神経内科，内分泌病，臨床病理学。主な研究テーマは，犬や猫の腎臓における抗酸化物質の作用機序の解明とこれを利用した治療，脂質代謝プロファイルに基づく犬の特発性てんかんの発症機序の解明と治療法の確立など。公職として日本獣医臨床病理学会会長，日本獣医腎泌尿器学会理事などを務める。著書に『犬と猫の内分泌代謝疾患』（分担執筆，緑書房）など。

サッとわかる！ 犬と猫の尿・糞便検査
獣医師・愛玩動物看護師のための実践ガイド

2025年1月10日　第1刷発行

監修者	米澤智洋
発行者	森田浩平
発行所	株式会社 緑書房
	〒103-0004
	東京都中央区東日本橋3丁目4番14号
	TEL 03-6833-0560
	https://www.midorishobo.co.jp
編　集	白土夏穂，道下明日香
カバーデザイン	メルシング
印刷所	アイワード

©Tomohiro Yonezawa
ISBN978-4-86811-018-7 Printed in Japan
落丁，乱丁本は弊社送料負担にてお取り替えいたします。

本書の複写にかかる複製，上映，譲渡，公衆送信（送信可能化を含む）の各権利は株式会社緑書房が管理の委託を受けています。

JCOPY 〈（一社）出版者著作権管理機構 委託出版物〉
本書を無断で複写複製（電子化を含む）することは，著作権法上での例外を除き，禁じられています。本書を複写される場合は，そのつど事前に，（一社）出版者著作権管理機構（電話03-5244-5088，FAX03-5244-5089，e-mail：info@jcopy.or.jp）の許諾を得てください。
また本書を代行業者等の第三者に依頼してスキャンやデジタル化することは，たとえ個人や家庭内の利用であっても一切認められておりません。